小病小痛一按就好

《黄帝内经》对症经络养生法

陈廷坚 —— 著

U0247788

天津出版传媒集团

天津科学技术出版社

图书在版编目（CIP）数据

小病小痛一按就好 ： 《黄帝内经》对症经络养生法 /
陈廷坚著 . -- 天津 ： 天津科学技术出版社，2017.2
　　ISBN 978-7-5576-2245-9

　　Ⅰ . ①小… Ⅱ . ①陈… Ⅲ . ①《内经》—穴位按压疗
法 Ⅳ . ① R221 ② R245.9

　　中国版本图书馆 CIP 数据核字（2017）第 026640 号

责任编辑：张建锋

天津出版传媒集团

天津科学技术出版社出版

出版人：蔡　颢
天津市西康路 35 号 邮编 300051
电话：（022）23332695
网址：www.tjkjcbs.com.cn
新华书店经销
北京文昌阁彩色印刷有限责任公司印刷

开本 710×1000 1/16　印张 16.5 字数 200 000
2017 年 2 月第 1 版第 1 次印刷
定价：35.00 元

目　录

1

第三章 奇经八脉养得好，帮助正经储备健康能量

第四章 常见病对"穴"来治，手到病就除

第五章 中老年人病了，按对穴位就见效

第六章 男女病不同，穴位按摩消隐痛

第七章 孩子有病找对穴，不用吃药不打针

第八章 跟着《黄帝内经》来养生，益寿又延年

第一章

每个人体内都有自己的保健医生

《黄帝内经》是一本养生治病的奇书

在中医世界里，《黄帝内经》是一座不可逾越的高山，随着时代的发展，它也被推到了前所未有的高度。其中的原因并不难理解：对于日益推崇健康的国人来说，养生自然越来越重要了。《黄帝内经》是这样一本书：它让我们从了解自己的身体开始，认识养生，并逐渐深入，进而正确对待养生和健康。

不过，很多人认为《黄帝内经》太精深，普通人看起来有难度。这是事实，因为它问世的时间太早，所以这是不可避免的。但借用其中的诸多有效妙方，针对现代生活的弊端进行自我疗治，也是非常可行的。《黄帝内经》中的诸多理论都是有益身心的，尤其是经络理论，几乎没有副作用，比起"是药三分毒"的药物来说，其优点很明显。养生需要的不仅是一种心态，而且是一种精神与智慧。寻找最好的方法，变古法为今日所用，才是养生人应有的态度。

其实，《黄帝内经》并没有大家所传的那么难以理解，特别是当白话文普及之后，对此书的翻译层出不穷，自然也就更容易解读了。不过，研读原本时，那种细细斟酌、小心求证的探索过程，那份对养生的敬畏之心，本身也是一种养生。我身边的很多朋友，都纷纷捧起这本书看，有的人说："在仔细阅读《黄帝内经》时，感觉内心变得安静了。"这种感觉对养生本身难道不就是一种助益吗？《黄帝内经》这样说："天地之间，六合之内，其气九州、九窍、五藏、十二节，皆通乎天气，其生五、其气三，数犯此者，则邪气伤人，此寿命之本也。"什么意思呢？翻译过来就是：在天地之间，六合之内，大到九州，小到人的九窍、五脏、十二节，都是与气相通的；而气衍生五行，阴阳又依盛衰消长而各分为三；如果我们总是违背这种规律，就会损害到自己的寿命。

我们日常所说的"怒伤肝、忧伤脾、喜伤心"等理论正是源于此。这些话告诉我们，要顺应人体的阳气，调节情志以养生，避免因外物的扰动而大喜大悲，使内心纷乱不宁。看书使内心开始变得安静，也就开始了我们养生的第一步：不扰其气。

应该说，在养生这个问题上，《黄帝内经》的作者要比我们每一个人都清醒，他不但看到了那个时代的人们的生存现状，而且深刻地体味到了每个时代的人应有的生活态度。这也是《黄帝内经》时至今日依旧适用的原因。不信，可以看一下《黄帝内经》中对养生的部分阐释，这些都是我们现代社会所提倡的养生方法。

一、动静相宜。一个人想要养生，始终保持静止是不可行的，适度地运动才能让人从中受益。这是现代人普遍认同的原则。《黄帝内经》早已总结了"形神合一"之说。这种理论告诉我们，一个人想要长寿就必须动中有静，静中有动，以静养神，以动养形，合二为一，才能达到养生的目标。这种理论与我们今天的劳逸结合是多么一致，而这个方法又是多少人一直遵循的养生之法！

二、四时有别。养生与天气是分不开的，一天24小时，一月30天，一年四季，不同的时间，不同的季节，养生的方法和方式也会有所不同，不能一概而论；时下盛行的冬病夏治也是源于此的。这种理论早已被《黄帝内经》提及并研究："人与天地相参也，与日月相应也；人以天地之气生，四时之法成。"这就是顺应自然、顺应四季的养生原则，是依据气候、时间、季节的养生方法总论，也是更符合人体五脏与天地五行的养生大规律。

三、防胜于治。现代人总在谈论养生，那么什么是养生呢？养生就是预防疾病的发生，对此，现代医学界已经形成了共识。《黄帝内经》也早已谈到："是故圣人不治已病治未病，不治已乱治未乱，此之谓也；夫病已成而后药之，乱已成而后治之，譬犹渴而穿井，斗而铸锥，不亦晚乎！"书开门见山地提出了"不治已病治未病"的观点，告诉我们治病不如防病，养生注重的就是日常生活中的养，临渴凿井并不是养生的好态度。

当然，《黄帝内经》远不止以上几点养生的理论与看法，它更多地强调的是自我的调养，是小病自治的手法，以及在心、念、体、行等各方面从里到外的休养生息……可说面面俱到。这种以健康为根本的人文之道才是真正的养生大道，也是我们在未病时，应该悉心了解并细心研讨的养生之源。

找出体内养生治病的法宝

经常听到这样一句话："死于绝症的病患，70%都是被吓死的。"为什么会这么说呢？因为很多病人，在得知自己患上癌症等绝症时，并不是积极地去寻找治疗的方法，而是心里不由自主地产生这样一种暗示："完了，我完了，我患上绝症了，我要死了。"结果会怎样呢？一味地担惊受怕，只会令身体失去战斗力，反而让癌细胞更快地侵入你的身体。那么，患了癌症真的就会很快死亡吗？事实并不是那么绝对的，大家必须要明白这样一个事实——患了癌症并不等于很快就会死亡。现代医学发现，很多长寿老人的身体中都存在癌细胞，有的甚至存在了很多年，但这却并没有对他们的长寿造成不良影响。可见，"患癌症关不等于很快就会死亡"这一观点是有事实依据的。

有这样一个故事：一个肝癌晚期的病人，经过一系列的诊断后，医生宣布她的生命只剩下半年的时间。在死亡面前，这位病人很快处理了手头的事情，放下了家人、孩子、工作，独自去了云南旅行——去完成她此生最大的梦想。在这人生最后的时刻，她希望能放下一切，能自私地只考虑一回自己。在这个生命已经进入倒计时的时刻，她终于踏上了前往云南的路，并准备把那里当成生命的最后一站。

到了云南之后，她住进民俗客栈，一天的奔波早已令她疲惫不堪。好心的店主告诉她：可以用中草药泡泡脚。她很自然地去做了，感觉还挺不错。在接下来的时间里，她每天四处看风景，回来就用中草药泡脚，就这样在云南住了1个月的时间。这期间，家里人担心得不得了，可当她回来时，家人却惊讶地发现，她出发之前的憔悴病态不见了，人还更精神了一些。家人带她去医院复诊，检查后却发现，这个被宣布只能活半年的病人，癌细胞在这段时间居然没有扩散多少。在这一惊喜的事实影响下，她的丈夫决定陪她去云南居住，说："只要你活得开心，一切都值了。"于是，他们再次去了云南，并在那里定居。最后，这位病人在云南生活了3年，才平静地离开人世。

可见，面对疾病若只是一味恐惧，则并不能改变什么；但若是我们积极面对，则反倒有可能出现不一样的结果。因为，每个人的身体里面，都拥有自己的养生治病法宝，只要精心呵护它，细致调理它，它就会发挥养生治病的作用。《黄帝内经》中有这样一句话："上古之人，其知道者，法于阴阳，和于术数。"意思是说，上古时代那些长寿的人都是懂得养生之道的，他们取法于天地阴阳、自然变化之理，并合理运用，调和养生，因此才能长寿。

《黄帝内经》是一本内求养生规律的经典之作，它告诉我们如何从身体内部去寻找养生的方法。看过《黄帝内经》的人都知道，全书虽然洋洋数万字，可真正的药方却只有十几个。治病不是《黄帝内经》的根本，它所求的是对身体进行内省，以经络为基础，以气血为根本，调和脏腑，使身体达到内在的平衡——而这才是真正的养生治病的法宝。

当然，想要进行内省，从身体内部寻找养生治病的法宝，经络是必不可缺的第一法宝。因为"经"是人体血液、营养通行的主干，"络"为分支，联系正经，分布精微。除此之外，还有孙络、奇经八脉等进行汇集、疏通。可以说人体五脏六腑、四肢皮毛，全部仰仗经络的通畅运行与供养。这也是每个人都要了解自己的身体、善待自己的身体的原因所在。

"经络"虽然只是简单的两个字，但是真地要去认识它、了解它，并能动手对它进行调和，可不是说说就能行的。现代的生活方式，使人们的饮食起居、日常劳作，都形成了完全不同于过去的一种习惯与规律。很多现代人的生活方式完全违背了《黄帝内经》的养生规律，反而正如其中所反对的那样："以酒为浆，以妄为常，醉以入房，以欲竭其精，以耗散其真，不知持满，不时御神，务快其心，逆于生乐，起居无节。"当我们仗着自己年轻、身强体壮，就大碗喝酒、大块吃肉、恣情纵欲、黑白颠倒时，身体内的养生法宝却正被无情地摧毁。《黄帝内经》告诉我们，经络的通畅必须依靠精、气、行、神辅助运行，打破其中任何一条规则，经络运行都将受到干扰。可惜，太多人却对此全无认知，往往只有在身体出现问题后，才大彻大悟，但已追悔莫及。

所以，现在的我们也就更需要《黄帝内经》的指导了，以更好地了解自己的身体，更好地掌握自己体内固有的养生治病法宝，一来做到有节制、有规律地调整自己的生活，二来，即使我们偶尔身不由己放纵了一下，也可以进行对症调整、防治，保证气血和脏腑的良好运行。只有如此，我们才能远离疾病，达到养生、强体并延长寿命的目的。

破解穴位的不传之秘

在我们的生活里，很多人总是存在这样的心态：那些越是不能传人的方式、方法，就越是好的。正是出于这样的心态，所以才会有人为了淘得某一味调料的制作方法而偷师几年，也才有人得以用"家传秘法"为由，把自己的产品抬到远高于其他产品的位置上去。但是，这些"不传之秘"真的有大家说的那么邪乎吗？未必。因为太多时候，这不过都是大家的好奇心作祟罢了。

说起不传之秘，似乎在中医内更为盛行。经常有人说：某某老中医太神了，只用一个小小的穴位就能治好病。说者是满腔的诚挚，听者则是满脸的笃信。老中医是不是神仙我不知道，但在这句话里，我认为最重要的并不是秘方，而是"穴位"本身。老中医之所以"神"，是因为大部分人缺乏穴位治病的知识：一是对穴位不了解，二是对自己的疾病不了解，三是不能对症使用穴位。其实只要多一些对穴位的了解，我们就会知道，人体之所以点外而治内，之所以不吃补药就能强身，效果甚至比西医还立竿见影，那都是因为穴位发挥了功效。同时，它也并不是什么不传之秘，只是说起来有些烦琐，听上去有些深奥而已。

　　《黄帝内经》中有这样一个说法："气穴三百六十五，以应一岁。"人体内的穴位数如此之多，可见人体通身穴位的划分是何等完备详尽。我国古代的中医先贤们，为了分辨这些穴位，都为它们起了既形象又有意义的名字，这些名字有时候可以从字面来理解，有时可以从内韵寻答案。比如百会穴，从字面的意思来理解就是：身体百脉交会之处。这样一解释，是不是很简单？简单到你觉得不够深奥。但是，再深入了解下去，我们就会知道百会穴聚集了人体多条经脉，因而可治疗的病症也是很多的，其中包括头晕、头痛、高血压、失眠等常见病症。再深入下去，还会更复杂——不同的患者，用不同的手法，刺激这同一个穴位，所产生的效果也会完全不同。比如，低血压患者轻轻按摩百会穴，会促进血压稳定，若能天天按摩，则能让血压趋于平稳；患感冒的人如果轻轻敲击（绝对不可重击，否则易出现眩晕症状）此穴，头痛就可得以缓解，甚至轻松起来；痔疮患者若用点揉的方法按摩此穴，则可以缓解痔疮症状。一个小小的穴位竟然有这么多不同的作用。看到这里，是不是已经让你瞠目结舌了？这和你想象中的"不传之秘"是不是很相近了呢？

　　此外，穴位的名字有时也很形象，比如我们身体上的天府穴。所谓"府"，也就是居住之所、容纳之地。这一点，《黄帝内经·明堂》中有明确的解释："肺为上盖，为府藏之天，肺气归于此穴。"这里正是人体之气（《黄帝内经》称之为天气，即人体所吸收的自然之气）聚结的地方。也就是说，当肺部进行气体的吸引接收时，气体都是在天府穴进行交汇融留的。因此，天府穴有宣散清肺之能，当出现呼吸道方面的不适时，多取此穴。

　　在我们的足厥阴肝经上有一个穴位叫蠡沟穴，位于脚内踝向上5寸的地方。这个穴位对女人来说是非常重要的。之前有个女性朋友，总时不时感觉下体瘙痒，看西医就是涂药，没有别的办法，可经常是好了犯，犯了好。于是，我让她自己找到蠡沟穴，每日艾灸 10 分钟，同时灸曲泉穴。过了没多久，她便告诉我，她已经全好了，那种不适完全不再困扰她了。这是怎么回事呢？其实原因非常好理解，从字面上看，"蠡"就是小虫子啃咬木头，而"沟"则是古人一种隐晦说法，实际就是指女性的下体部位，这算是古人意与形相结合的经典注名之法了。我那位朋友之所以经常下体瘙痒，主要是因为湿热侵邪。艾灸这个穴位正是双管齐下的祛除湿邪的好方法。

穴位名称中积聚着古人的无限智慧，不只从意、形上相对应，还要形象又易理解，可谓煞费苦心。但随着时代的变化，很多字、很多词出现了变化，现代人再理解起来不免就有些困难，让这些本来很平常的穴位，慢慢成了不传之秘。我们守着身体内部可自行治愈疾病的种种"灵丹妙药"，却不得不经常求助于人，这不仅是对祖国医学的一种怠慢，更是一种对大好资源的极大浪费，颇有几分守着宝山却要饭的遗憾！

轻松找穴位，按摩不用愁

　　面对着中医穴位治病的神奇疗效，有需要的人总免不了会有几分迫不及待，急欲在自己的身体上试试，在点点按按间，早日解除身体的不适。这种急欲摆脱病痛的心情完全可以理解，可是，问题也随之出现了——人体穴位如此之多，不同的穴位又有不同的针对性，腰酸、头疼、脾胃不适……面对各种不一样的毛病，我们又应该如何区分、应用这些穴位呢？

　　这确实是个大问题。穴位是治病的"根基"所在，只有找准了对症的穴位，才可能有手到病除的效果。所以，有人说："知道哪个穴位治哪种病不算什么，难就难在如何正确地找到穴位。"确实，如果能像分辨哪是胳膊、哪是腿一样，轻松辨识位置与功能，那就再方便、再理想不过了。相信无数学习穴位按摩的人都会有这样的想法。不过好在现在的各种穴位图很多，大家买一张来对着做也能找个八九不离十。但是，毕竟穴位图与人体不是一比一的比例，真的要十分准确地对应起来还是差了些，免不了还会有点点出入。曾经有患者这样问我：

"医生，我按你说的方法，回家后在你说的区域寻找又硬又疼的点，可是我感觉周围一片都是这种手感，根本不知道哪里才对呀。"究其原因，还是对穴位太陌生了，所以就算知道了大概的位置，也无法确定真正的点。这该怎么办呢？应对的方法只有一个，那就是"熟悉"。熟能生巧，这一点同样适用于寻找穴位。

我们都曾经学过一篇课文，叫作《卖油翁》，卖油的老者说："我亦无他，惟手熟尔。"这是每一个想要学习穴位按摩者都应追求的境界。身为医生，我们也不是天生就对穴位如此了解，但当我们按着书本，按着老师的讲解，一遍又一遍、一天又一天地对着穴位"穷追猛打"时，久而久之，自然也就熟知它们的"家"了。现在，你一个对穴位了解很少，甚至此前完全没有接触的人，想要亲自动手调理自己的身体，怎么说也要有一个熟悉的过程才对吧？更何况，穴位在不同体形、体质的人身上的表现又有所不同，比如胖人的穴位相对要藏得深一些，而瘦人的穴位好找但敏感度却没有那么强。所以不熟悉自己的身体，那些穴位自然也就会与你"捉迷藏"了。

除了要熟悉自己的身体之外，我们也应对穴位被触碰后会产生的感受有所体会。要知道，穴位自己也会说话，只不过是以自己不同的语言而已，我们只要学会解读就完全可以应对了。通常情况下，穴位对我们的回应主要是这样的：身体出现问题时，穴位处的皮肤会有刺痒感，这是因为它应急所起的敏感反应，特别是对轻微的刺激，这种感受会更强烈。当手指触摸到准确的穴位时，会有硬块感（有的地方以硬结呈现），此时用手指按压，穴位就会疼痛，问题越严重，疼得就越厉害。当我们在自己的身体上感受到这样的情况时，你就可以确定这是穴位的准确位置了。

还有一种情况，在穴位的皮肤表面，容易出现色素的沉着，且此部位皮肤的温度与其他部位也不同，或者高或者低，要视具体问题而定。所以想要找穴位，就要做有心人，对自己身体的情况、皮肤的色泽与温度都要有一个详尽的掌握。此外，我们还要对中医常用的术语有所了解，比如医生说三阴交为内踝向上四指宽处，所谓四指就是指"同身尺寸"的四指宽度，即病人自己的手指对自己的身体。因为人与人的身高是不一样的，而穴位又因年龄、体形等不同而有所不同，所以自己才是自己的准绳，四指宽度就应该是病人自己的食指、中指、无名指及小指合拢后的最宽处，而不是用他人手指为你量出来的位置。如果医生说一指宽，指的则是自己的拇指骨节处的宽度。在中医术语中，还有分和寸的区别，但不能将其与我们常规的尺寸来看齐，具体方法是将中指与大拇指对接成圆，以中指弯曲时第一弯曲处到第三弯曲处的距离为1寸，而1寸等于5分，依此计算。

这种寻找穴位的方法对年轻人来说，可能更容易实现一些，可对老年人来说就不是很方便了。一是身体的灵活度问题，二是身体的敏感度问题，使他们寻找某些穴位时，总是找不准。但这也没什么可沮丧的，因为中医一直提倡：离穴不离经。经络是由一个个的穴位点联结或结合而成的，当你找不准穴位的时候，不妨就以经络——也就是我们所说的穴道为基准，然后沿着穴道进行敲打、按摩，也是会有功效的。相对来说，找穴道就要简单得多了，将手指放在大致的位置上，然后向下边按边注意寻找，遇到相对柔软、似有小小的深陷之处，也就是穴道点了，这时，你只要顺着它按压前行，这一穴道的穴位也就会都被你"照顾"到了。

按摩手法虽多变，适合自己就好

说到按摩，可能不少人都有疑虑：按摩这个说法太宽泛了，手法太不容易掌握了，怎样才算是正确的按摩手法呢？

过去，按摩靠的就是一双手，但它也分成了点、按、压、捏等不同的操作方式；现在，按摩已经不仅是靠双手了，还多了很多方便又有效的助力工具，方法上，更是敲、打、扣、搓各不相同。那么，到底自己该用哪种方法？哪种方法更适于自己的病症呢？对于已经接触按摩一段时间的老手来说，要完全掌握这些尚不容易，那些初学按摩的人就更容易困惑了。就拿我们常用的几种传统的按摩手法来说，不同的手法就有不同的应用，下面我们就以肩部的按摩为例来加以说明。

首先，我们在寻找肩部疼的地方时，多从喙突、肱骨处开始，这时基本以按揉的手法为主，力气从小到大，慢慢增加，将痛的区域做一个全面缓解。接着，就可以开始做有针对性的穴位按摩了，比如可以先从风池穴（位于颈部上端的发际线中）开始，以手指用力往下按，然后轻轻抬起，再下按再抬起，一下一上就是一次，称之为"点按法"。

点按时，穴位会感觉到酸胀，时间以不少于 1 分钟为宜，若只是轻轻按两下，则一般难以起到什么效果。

再然后，是大椎、肩胛等部位，可用掌根部位对它们进行缓慢揉动，当然，也可以配合用手指、指关节等处专门针对小穴位来揉按。这些穴位用手掌难免会揉不到位，而手指则刚好可以按下去，效果会好很多。这种用掌根、手指、指关节来揉按的方法被称为"揉法"，通常以 2～3 分钟的时间为度。

揉完之后，我们再用手掌在肩部、颈部做来回的推动摩擦，此时，这些部位会感觉到热热的。一部分是来自手掌的热度，一部分则是手与皮肤接触时，产生的摩擦温度。我们将这种来回摩擦的方法叫作"推法"。这个手法在按摩穴位的时候经常会被用到，因为它可以有效地提高穴位周围的温度，让血液流动更加畅通无阻。

推过的肩、颈不仅有火热感，同时，皮肤还会发紧，这时，我们可以握起拳头来进行轻轻的敲打了。敲的时候，一般以单手空拳为主，也可以两掌相合、相握。顺着肩、颈部位，从上到下、从左到右地来回进行即可，以疏解经络的紧张，这种手法便被称为"敲打法"。敲打之后的经络总是格外通畅，人体会有一种由内而外的轻松感。

至此，有关肩颈部的按摩也就差不多完成了，而按摩中点按、揉捏、推法、敲打几种手法也都用到了。当然，这些绝对不是按摩的全部手法，比如我们在专业的推拿中心就经常会感受到不同的掐、抹、滚等特殊的手法。这些方法都是可以的，只要可以起到刺激穴位的效果，就都能起到治病的作用。所以，对于那些上班族来说，在上班的时候若是感觉哪里不舒服，又不方便用手按，则不妨借用笔、勺子或是其他手边方便的物品来进行穴位刺激。总体来说，只要把握一个准则——能刺激穴位，又不伤皮肤，就是正确有效的穴位按摩了。

最后，我在这里要说一下艾灸这个问题。很多人会迷惑：到底是按摩好，还是艾灸的效果会更好一些呢？其实，这两者之间并没有什么方法、效果上的优劣之分，不过是因穴位、病症的不同，所需要的方式方法不同而已。有些穴位、有些病症更适于靠手法来打通，而有些穴位、有些病症则用艾灸、用温度来化解会更适用一些。比如气海穴，如果用手按摩，可能就会不便于用力，特别是在用以除湿、调经时，用艾灸提升温度的方法无疑会见效更快一些。这时，不妨就采用艾灸的方法，不但人省力，效果也更好一些。需要提醒大家的一点是，灸的时候千万要注意距离，不能烫伤自己。另外，对于不同的穴位，我们也可以考虑增加一些辅助材料给艾灸添加一些助力，比如，可以在穴位上放一片姜片，然后再施灸，也即中医上常说的"隔姜灸"，这时产生的效果就会更快、更好一些。

按摩为的是让我们身体更健康，至于手法、方法，不过是看穴位和病症的需要以及个人的喜好或方便罢了，实在没有必要纠结于哪种手法最好，哪种手法更有效。一句话——按摩手法没有最好的，只有最合适的。在穴位按摩这件事上，特别是自己对自己的按摩，你认为管用又用起来方便的，那就是最好的。

经络按摩要注意的事项

几乎所有的人都知道，按摩穴位可以起到养生保健的作用，所以在注重养生的今天，大家都希望可以为自己、为家人，学习一点儿按摩的知识，以达到健康养生的目的。可是，这个想法虽然很好，但是由于对按摩缺少一些必要的了解，用了不当甚至错误的做法，因此，效果反而截然相反。前几天，我就听说了一件因错误的按摩而引发的悲剧。

一位新婚不久的女孩，由于体质不是很好，因此家人便格外呵护她的健康。婆婆每天为她做好吃的饭菜，丈夫则每天上班送下班接，女孩别提多幸福啦。有一天，女孩发现自己怀孕了，家人知道后，都非常高兴，那种感觉就好比是在甜甜的水果上又加了一勺蜂蜜，真是甜上加甜。可女孩儿的职务是会计，每天一坐就是几小时，怀孕第一个月还没什么感觉，第二个月起就开始出现水肿的迹象，特别是脚，原本穿着好好的鞋子，都变得有些紧了。到了第三个月，上一天班之后，脚就感觉特别不舒服。丈夫看在眼里疼在心上，于是便每天打水帮妻子洗脚。

洗脚时，丈夫对妻子说："我不如给你按按脚底吧，这样血液循环还快一点儿，肯定能缓解浮肿。"于是，丈夫每天给她洗完脚就会做按摩，男人力气大，每次手上都会用很大的劲儿。这样按了一周多的时间，妻子突然发现下面见红了，这下把她吓坏了，赶紧去医院。在医院保了几天的胎，结果最终还是流产了。医生听说女孩每天都做脚部按摩的时候，生气地对那位丈夫说："你不知道脚上有多少穴位吗？你不知道女性的子宫、阴道在脚上都有相关的对应点吗？不知道女性怀孕期间是不可以随便做脚底按摩的吗？"丈夫听到这里悔恨交加地说："我只知道脚下有很多穴位，可以缓解人的疲劳和促进血液循环，不知道孕妇按摩是有禁忌的，更没想到竟还会引起流产！"

应该说，这是我们任何人都不愿面对的事情，可人体的穴位就是这么奇妙，如果我们对它的认知只是一知半解，那么肯定要为自己的错误行为买单。所以，要想按摩真正起到有益健康的作用，就必须要注意一些小细节，以避免因无知而犯下让自己后悔终生的错误。

这件事明明白白地告诉大家，有些人群是不适宜按摩的，其中，孕妇就是最主要的禁忌人群。一般来说，怀孕后的前3个月是绝对不宜进行按摩的，否则会刺激孕妇的体质变化，引起流产；同时，怀孕的后期，也不能随便进行按摩，以免造成早产的情况发生。但是，这并不等于说孕妇就完全不能接受按摩，除了上述两个时期之外的其他阶段，对子宫相对应的穴位以外的部位，进行适当的按摩也是可以的。总之，孕妇是重要的被保护对象，不能随便进行按摩，否则就容易出现上述那种好心办坏事的遗憾了。

再有，年龄太大、身体又不好的老人，过分虚弱的病人，以及心血管方面存在高危风险的人，都应该对按摩宜忌有所了解并注意适当回避。毕竟，按摩是一个调理的过程，有些人禁得起，而有些人就可能完全承受不住。

经络按摩，除了不适应的人群之外，手法上还有需注意的事项。我们都知道，按摩以手为主要"工具"，按摩时除了手的清洁有所讲究外，留长指甲也是不行的，否则这样在点按时不但会造成指甲疼，也容易对皮肤造成伤害。在按摩的力度上，则要注意轻重适度，比如以补为主时，手劲就不可以太重了；反之，侧重泻的效果时，就得加大力度才会更有效。说到补泻的问题，还要注意，以补为主的按摩是以顺时针方向进行的，如果你用了逆时针的方向，那就是泻而不是补了。夏天的时候，天气炎热会使心火旺盛，这时，我们采取逆按心包经的方法，可以起到泻火的目的，但若此时我们采用了顺时针的按法，则会越按火越大。

再有一点，自己按摩时，应该尽量与自己的呼吸同步进行，按下去时要正好是呼气，在松开时则刚好是吸气，这样可以起到内外协调的作用。同时，按摩也应该讲究灵活运用，不要死搬原则，这就要求我们对经络的表里关系有一个大致的理解，只有这样才能灵活地把握方法。比如，我们刚说顺按为补、逆按为泻，可肾经却与其他经络不同，因为它不管是哪种情况，都只能补不能泻，不然就会出问题了。这是因为肾经的问题一般都是由虚证引起的，自然要以补为主。想要疏通肾经时，也不宜直接从肾经着手，而是最好从肺经、脾经着手。总之，虽然看起来只是小小的轻重顺逆的手法问题，但却关系着身体对症保健的正确与否，因而在操作上绝不能马虎行事。

最直接最环保的养生方式

在很多人的眼里，穴位是与疾病相挂钩的，认为穴位按摩是只有生病的人才做的事。其实，这是一种非常片面的认知，经络通畅、气血充足对身体有多么重要，只有按摩过的人才能体会。可以这样讲，使身体经络疏通、气血旺盛的最有效、最直接的方法莫过于穴位按摩了。所以，穴位按摩不仅是一门古老的救疾之学，更是历久弥新的养生法则。它无副作用、简单、易操作、效果良好，是最直接又"环保"的养生防病方式。

《黄帝内经·灵枢》中有这样一段话："夫十二经脉者，人之所以生，病之所以成，人之所以治，病之所以起，学之所始，工之所止也。"意思是什么呢？很简单，就是人的出生成长、人体的正常运行，是缘于十二经脉，也是因为这十二经脉，人才会生病染疾。有病要从根源治起，想要健康也就要找十二经脉。人体十二经脉，是身体正常运行、疾病产生、恢复和保持健康的重要所在，这也是中医总是要求遵循十二经脉去看病的原因所在。

所谓经脉，除了十二正经之外，还有奇经八脉，还有十二经别、十二经筋、十二皮部等多个系统，很难一一细分，因为人体的孙络、浮络等系统，就连中医也很难完全说清楚。人的身体就如同一部精密的仪器，它要运转绝不仅仅是靠一部发动机那么简单，每一个环节出了问题，都有可能让整台机器罢工。所以《黄帝内经》又说："经脉者，所以能决死生，处百病，调虚实，不可不通。"

穴位就是这些经脉上的一道又一道的关卡，它们各有各的司守，各有各的职责。虽然它无法用眼看到，但却至关重要。就像我们人生之中很多看不见摸不着的事物，比如空气、风等一样，虽然我们看不到、摸不出它们，但不代表它们就可以被忽略，因为它们决定我们生命的太多关键之事。穴位就这样循经而生、依血为活，并主宰我们的身体。

不要小看穴位按摩，它是通过自身的动作来进行力学刺激，让穴位产生一定的反应，有着内外兼治的功效。《黄帝内经》一直都在说"通者不痛，不通则痛"，按摩正是让不通变为通畅的做法，所以对"痛"有着最直接的治疗效果。当我们对穴位进行力学刺激之后，皮肤的表面会产生一定的温度，温度促使身体的血液加快循环、新陈代谢加速，进而让人体各器官的抵抗能力得到加强，身体上一些由不通造成的疾病也就好了。

穴位按摩的作用不仅在于身体本身，它对安抚一个人的情绪也有一定的效果。我们知道，一个人的身体健康与否不只在于体内各类脏器的正常与否，还在于情绪控制、情志表达的正常与否。因为不良的情绪和不安的心理，都会刺激我们的免疫系统。按摩可以有效地缓解人内心的不安及情绪上的躁动。这点在心理学上也可以找到解释。当一个人的皮肤受到抚慰的按摩时，感受到来自于外界的关怀，是非常有助于他从心理上安静下来的。所以，在婴儿大哭时，只要有人轻轻拍拍他，他就会转哭为安静，甚至笑出来。按摩在很多时候，就是对内心的安抚，它能让我们的内心得到被重视的暗示，从而走出消极、抑郁的心理世界。

最后，我还想告诉大家的是，做穴位按摩时不用心存自我治疗的观念，因为真正有了病我们还得找医生，若真的人人都是医生，则专业的医生岂不是要失业了？穴位按摩的真正意义在于治未病，其防的功效远大于治的功效。每日抽几分钟为自己做做按摩，使穴位、经络舒畅，不结不堵，就能使身体自然而然地远离疾病，这不就是一件很有价值的事吗？

第二章

养好十二正经，是身体康健的秘诀

为自己把脉——人体十二正经

十二正经与我们的身体是否正常运转有着密不可分的关系，这十二正经分别为：肺经、心包经、心经、大肠经、小肠经、三焦经、胃经、胆经、膀胱经、肝经、肾经、脾经。十二条正经交错于身体内部，如同川流不息的生命之河，影响着我们身体的健康，影响着我们日常的养生。我们得学会自己去分辨它们、熟悉它们，让它们发挥应有的作用。

《黄帝内经》说："夫十二经脉者，内属于脏腑，外络于肢节。"这句话告诉我们，人体气血的通畅，脏器间的连接，内外上下的合作，都在这十二条经脉的主持与管理之下。所以，它们关系着我们身体的好坏、气息的顺滞。

大家都知道人体都有十二正经，可若细究起来，则可能很多人心中并不是那么明了，比如说，你可知道，所谓十二正经究竟是指哪十二条经脉呢？它们的运行规律是怎样的，又有什么样的作用呢？对于这些问题的了解程度代表我们对自己身体的了解程度。如果这些完全不了解，那么谈及养生，其效果必然是要大打折扣的。所以接下来，我们就先大概了解一下这十二正经。

我们第一个要说的是手太阴肺经，在传统中医学里，它也是排在第一位的，是十二正经中第一个开始运行的经络。为什么会这样排呢？因为肺经最勤劳，它是人体内每天最早开始运行的经络。肺经在一天中最黑暗的时刻——凌晨三四点钟，即古人一天开始的寅时，便进入到最活跃的时刻。这一点经常咳嗽的人会有比较深刻的感受，越是到快天亮的时候，咳嗽就会越加剧烈，其实这正是肺经已经开始运作的体现，表示它已经在为一天的正常呼吸做起清扫、排除垃圾的事前通畅工作了。所以说，肺经是最勤劳的，在天还没有亮起来的时候，已经开始为我们清扫呼吸道了。

紧随其后的是手阳明大肠经，它在卯时，即早上5点开始工作。为什么中医一再强调，早起第一件事是大便？这就是为了响应大肠经的劳动号召。大肠经最活跃的时候，排便自然最顺畅。大肠经与肺经有着相互表里的作用。人若上火，肺则难鸣，于是大便干燥，肠经受损变弱。这时，若要清肺火，则只能从泻肠开始治起；但此时若大便稀溏，则得泻肺阴治大肠了。这就是肺经与大肠经相依相偎、相互制约的结果。

排在第三位的是足阳明胃经。胃经的活动从早上7点开始。在这个时间段进早餐，不仅能满足胃的工作欲望，保持其正常工作的积极性，而且有利于食物营养的吸收。此外，胃经又与足太阴脾经相表里，所谓脾不健，则胃不清。脾经总是在胃经工作累了之后进入工作状态，它的运动将直接作用于胃经。如果什么时候我们忽然闹肚子，就很可能表示脾经与胃经闹意见了。

手少阴心经是人体内的"血液运输队"，它在中午11点到下午1点这段时间最有活力。到了中午，人基本都到了疲劳的阶段，这时如果血液供给不足，则势必会失去精神与动力。因而心经的重要性不在于能消化哪种物质、接收哪种营养，而在于它能将血液不偏不倚地分送到身体内的每一个细胞。中医常说，"气血不畅走心经"，其依据就在于在这里。

手太阳小肠经虽然与大肠经很像兄弟，又与心经相表里，可是它却又和足太阳膀胱经生死不离。这也怨不得小肠经"见异思迁"，因为膀胱经是人体十二经络中最"霸气"的一条，它的长度超过了任何一条经络，从人的头部沿着背一直到脚趾位置。基本来说，膀胱经如果正常工作并态度积极，小肠经就健康无虞，大小便也就绝对没问题；一个大小便正常的人，通常就没有多少大毛病。所以，中医里才会有"膀胱不宁，人体难安"之说。

排在膀胱经后面的是足少阴肾经，肾经也离不开膀胱经，两者互为表里，其经络同样由脊背入肾。只不过它笼络的经脉要多一些，它从肾的直行经脉一分为二，一支经肝，一支入肺，而且绵延于心。这也是为什么说肾经不好，人体就要出大问题——肾经的不作为，会相继引发呼吸、消化、循环等系统发生问题。

晚上7点到9点，手厥阴心包经进入工作状态。心包经有点儿"神"，有人说"心包经可以包治百病"。这话并也不是完全没道理的。中医说"经脉所过，主治所病"，它连通上、中、下三焦，自然也就管得多一些。正如《黄帝内经》所载，它可治"手心发热，心跳不安，胸闷心烦，喜笑不休，臂肘曲伸不利"等多种、多方面的疾病。

晚上9点之后，手少阳三焦经进入工作角色，之所以称为"三焦"，是因为人体的主要脏腑，包括肺、心、肝、肾、脾、大小肠以及胰腺，被分为上、中、下三部位。这些脏器的活跃时间都在晚上9点之后，这也就是告诉我们，这个时间段我们应该放松自己，不适合再做太累的事，以满足三焦经对人体的全面协调作用。

足少阳胆经在晚上 11 点开始工作，若胆经无神，则人的精气不足，往往说谁胆小就说"吓破了胆"，这都是人的底气不足所致的。如果胆经出了问题，那人肯定就没有精力。所以这个时间段要给胆经以充分休息的机会，我们也才能充满能量。

在十二正经中，足厥阴肝经是最吃苦耐劳的。《黄帝内经》把它称为"人体的将军"，任务就是率领"军队"，抵御体内累积及体外不断入侵的毒素。同时，《黄帝内经》还说："肝主筋，肝者，罢极之本。"这话告诉我们，肝主管筋的活动，能够耐受疲劳、抵御毒素，同时还主管运动机能，肝经的重要性也就可见一斑了。

最后，我想说，虽然我们给十二正经分了先后顺序，但其实它们无一不是人体的重要经脉。当我们谈到养生理念时，对这十二经脉的了解与认知都是必不可少的。

手太阴肺经——气息通畅的总管

手太阴肺经主管人的呼吸系统，出现气促、气短、无力、咳嗽等不适都是由肺经受损所致的。按摩肺经的中府穴，就能很快把这些问题治好，既简单又有效。治疗时间选在清晨时分最为理想，因为这个时间正好是肺经最活跃的时段，治疗效果也就更快、更好一些。

《黄帝内经》极为重视肺经，因为它认为："肺者，相傅之官，治节出焉。"肺经是主管咳嗽、心烦气躁以及所有与人体呼吸相关疾病的重要经络。

《黄帝内经》认为，手太阴肺经掌管肺部健康，是人体内不能忽视的第一条主要经络。如果若肺经通畅，人体就能气息调顺、呼吸和畅、气血畅旺。但是，并不是每个人都能意识到肺经的重要性。

陈伯，一位有几十年烟龄的"老烟枪"，他从年轻时就开始吸烟，到现在，也就60岁出头，已经是咳嗽、支气管不适等疾病缠身。为此，他曾痛定思痛，狠下决心去戒烟。遗憾的是，戒烟之后，咳嗽和哮喘问题也并没有得到很好的解决。

每次支气管炎发作时，陈伯就会出现气短、气促、出虚汗、浑身乏力等症状，若遇上风寒，则会出现哮喘，晚上一直咳嗽，喘不上气来，整宿难以入睡。

后来，陈伯找到我这里来。我查看他的舌苔，发现他的舌苔白薄，再给他把脉，发现他的脉象缓慢延滞，加上他一旦用药就会食欲不振，吃不下饭，因此，我断定他患有肺经不畅、脾肺两虚所造成的支气管炎。人到了陈伯这个年龄，都不免会有脾虚胃弱的症状，陈伯也不例外，因此，我建议他减少西药用量，多尝试经络按摩。

陈伯听我这么一说，只是微微一笑，并没有说话。他和很多病患一样，觉得吃药都没用的病，想靠经络按摩来治好可能就更低了。

我告诉他，经络按摩是我国很早就开始流行的一种常用的且行之有效的治病方法。

唐朝的宰相狄仁杰不仅是一位著名的政治家，也是一位颇有名气的医者、一位针灸高手。唐代的《集异记》记载了一个他用针灸医瘤的故事：公元 688 年，狄仁杰调离宁州回京城时，路上遇到一个小孩子，鼻子下面长了一个小瘤子，呼吸很辛苦，气喘不已。他的家人多方奔走为他医治而不得，没办法就在路边设牌寻求神医医治。狄仁杰看到后心生不忍，便下马为小孩子医治。他在小孩子的后脑勺找准穴位，下针一寸左右，又配以按摩。经狄仁杰的这一番施针和按摩后，小孩子说后脑勺又麻又酸，且感觉渐渐从后脑勺传向脸部。不一会儿，酸麻的感觉来到鼻子下面的瘤子那里，狄仁杰随即从药箱拿出一把小刀，轻轻一剔，就除掉了瘤子。

这是一个很神奇的案例，也很好地体现了经络的神奇作用。

《黄帝内经》是确定经络按摩医学地位的一本学术著作。它告诉我们，人们患支气管炎的原因有很多，但主要还是和肺部有关的，风寒犯肺、风热犯肺、燥热伤肺、寒饮壅肺、痰湿犯肺、痰热壅肺等都是易引发支气管炎的原因，形成中医所讲的"喘证""咳嗽"或"痰饮"等病症。

最后，我告诉陈伯，反正他的病吃了很多药也没有效果，不如就尝试一下经络按摩。

陈伯答应了，我告诉他要缓解他的病症，首先就要对手太阴肺经进行调养，并教他按摩肺经上的中府穴。中府穴，分别位于胸骨两边对开6寸左右的位置。我们四指并拢的宽度为3寸，因此，只要我们摊平双手，将左右手的四指分别并拢放于胸骨左右两侧，也就找出中府穴的具体位置了。

找到中府穴之后，用食指或中指的指腹对中府穴来回按压。时间最好选在每天的7～9点，也就是早上起床到吃早餐前的这段时间。之所以选择在这个时间段，是因为中府穴为脾肺之气汇聚的地方，此时按压可以起到兼治肺经和脾胃、补充肺气和脾气的作用。像陈伯那样，老是觉得食欲不振、中气不足，一旦支气管炎发作就提不上气、咳嗽不断的脾肺两虚患者，就尤其适合按压中府穴。

按照我说的方法，陈伯在接下来的3个月内，每天早上6点起床到吃早餐前这段时间，都会坚持按压中府穴，每次15分钟左右。3个月下来，陈伯再来找我，说支气管炎发作的次数减少了，自己的气息也好多了，不再病怏怏的了，中气也明显感觉提上去了。

手厥阴心包经——心脑血管的安全卫士

心包经作为人体心脏的保镖，可说是"君主的贴身总管"，它保护着心脏的正常运转，主管着人体的血脉。它若出了问题，则会引发冠心病、心绞痛、心脑血管等疾病。心包经共连接着9个穴位，平时我们若能经常轻轻地敲打敲打它，则可以促进它正常顺畅地工作。这个方法既简单又有效。

当我们对人体十二正经的名字有所了解之后，我们会发现，各经脉之间不但相互表里，且各司其职，俨然是一个精诚合作的团队。事实也的确如此，为了身体的整体健康，各条经脉都在用自己的方式努力着。比如下面说到的手厥阴心包经，就是其中一条默默奉献着的经脉，起着保护心脏正常运转的重大作用。

心包经起于人体的左右乳头外的天池穴，左右各管辖9个穴位，直到中指的中冲穴。正是因为心包经从胸部开始，历络三焦，三焦哪一处出问题都由它来扛着。用更通俗的话来说，就是上、中、下三焦距心脏很近，哪一处有问题都可能直接危及心脏的安全，而心包经便为心脏承担来自这些区域的危险。正如《黄帝内经》所说："心不受邪，心包代之。"一句话，心包经就是一条在关键时刻可以救人性命的重要经脉。

心包经一旦出现不适，问题就会表现得比较严重，易出现冠心病、心绞痛、心脑血管病等重大疾病。有的人有房颤，病因就是心包经堵塞不通，经络水肿积压于心脏。这样的案例非常多，但却又最容易被我们忽略。如同我们常说的"打是亲，骂是爱"一样，我们平时可以时不时地敲打一下心包经，这是让它保持畅通的有效手法。

有这样一位病人，他身体一向很好，很少得病，但却突然持续高烧。找到我时，他已经快烧到40摄氏度了，我号脉之后，发现他肝热积郁。这应该是现代年轻人的通病，平时大肆挥霍身体，却从来不曾想到人体像汽车一样，也需要日常的保养。当时刚好是春天伊始，为人体各气生发之时，又恰逢清明小长假，我估计他是熬夜后又出游，直接导致了身体的大幅亏损。于是，我直接给他刮痧退烧，刮的就是心包经，刮出的片片紫红色，让人触目惊心。刮完之后，我又为他点揉劳宫穴。一遍做完之后，我让他坐到一边休息一会儿，没想到他竟很快就沉沉地睡去了。他醒来之后说："我感觉现在的精神好多了。"我告诉他："那就回去继续敲打心包经，按劳宫穴，每天拍两次，每次两百下左右。"病人问："吃点儿什么药呢？"我说："什么药也不用吃。"他很吃惊地说："从小到大，从来不知道治发烧还能不用药的。"我让他不妨先回家试试。后来，我接到了他送来的一面锦旗。再后来，这个年轻人逐渐成为中医的忠实信徒。

转回正题，继续说心包经的威力。不管你是不是发烧，又或者是不是已经感觉到不适，在晚上7点到9点之间，沿着这条经络轻轻地拍打几个来回，整个人的精气神都会出现大变化，不妨一试。

心包经的穴道、穴位都非常好找，且每个穴位都有自己的功效。首先找到天池穴，即乳头外侧、腋部下方3寸的地方，这是心包经开始的地方。与它平行的胳膊内侧刚好就是心包经的第二穴位天泉穴。天泉穴向下，肘部弯曲处为曲泽穴，很形象的名字，此穴属水，按它可以去火，也可以解决心头烦闷、头疼头晕的问题。从曲泽穴继续向下，在手腕横纹上方5寸的地方，为郄门穴，它是治疗心绞痛的有效穴位。郄门穴之下2寸处为间使穴，向下再1寸则为内关穴，两个穴位很近。有心理压力时，不妨按按内关穴，可以起到较好的缓解作用。再接下来就是大陵穴了，口气不好时，从大陵穴入手效果绝对好；不仅如此，它对于预防口气不好也有很好的作用。再下面就到了手心的位置了，这里是劳宫穴，这是人体比较重要的一个穴位。所谓"劳宫"，就是累了入宫休息，这个穴位就如同一个加油站，为人补充心血。最后则是心包经的收尾穴位——中冲穴，指压或浅刺这个穴位，对于治疗昏迷、中暑、心绞痛等病症都有较明显的作用。从天池到中冲，一条完整的保护心脏的救命之脉——心包经就形成了。

"学会认识穴位可救自己一命"这话在心包经这里是完全禁得住考验的。熟悉心包经上不同穴位的功效，比如郄门穴，比如劳宫穴，比如中冲穴，紧急之时，你自然能真正体会到它的重要性。

手少阴心经——掌管人体生死的君王

所谓"君王"，即人的心脏，起自人体心脏的心经同样也占据着这样的地位。心经起于极泉穴止于少冲穴，整条经脉共18个穴位，分别与人体的心、肺、眼、胳膊、小肠等器官相连。人体出现手臂内侧疼痛、心口痛、失眠、咽干等问题都是由心经不畅引起的。养护心经的最好方法，就是在中午时分沿着心经的穴道进行按摩。心经畅，人体才会真正地平和。

心脏在人体中占据着非常重要的地位，《黄帝内经》称它为"君主之官"。在人体十二正经之中，起源于心脏的手少阴心经，其地位也同样很重要，主管着人体的生死。这其实并不奇怪，中医一直将经络看成气血运行的通道，而手少阴心经则是人体唯一一条起于心脏的经络。据《黄帝内经》记载："心者，生之本，神之变也；其华在面，其充在血脉，为阳之太阳，通于夏气。"手少阴心经处于如此重要位置，其地位和功效不免就超然于其他经络之上了。

说起手少阴心经的厉害，大家应该都曾领教过，比如说日常最常见的咽干、心痛、口内焦渴、心悸、失眠等症状，其实都与这条经络有着不可分割的关系。手少阴心经起于心，下通膈肌，与小肠相连，而它的分支则从心向上，经食道连接眼目，然后直行主干从心向肺，由腋下沿上肢内侧至肘中，最终由手掌后豆骨突起的地方沿向小指。这一条经络包含 9 个穴位，分别为：极泉（腋窝处）、青灵（肘横纹向上 3 寸处）、少海（在肘横纹内侧和肱骨内上髁的中间）、灵道（腕横纹上方 1.5 寸）、通里（灵道下移 0.5 寸）、阴郄（通里下移 0.5 寸）、神门（腕屈肌肌腱桡侧的下陷处）、少府（手掌面第四、第五骨之间）、少冲（小指最后一节指甲外侧）。它们分别连接着人体的心、肺、眼睛、上肢、小肠等器官，上述所说的各种不适症状自然也就与心经有着密不可分的关系了。

前不久，一位白领来我这里看病，他一进门，我便从神态中看出他神不守舍。我还开口没有问他怎么了，他自己就张口开始痛陈自己的病症了："医生，我这段时间怎么都睡不好，黑眼圈都出来了，感觉人太吃力了，没有精神不说，心情也不好，还老是忘东忘西，甚至有心悸的症状，这是怎么回事呢？"我问他："平时压力大吗？是不是最近发生什么事了？"他点点头说："别提了。之前还可以，可前段时间工作上出了问题，那可是事关上千万的合同，吓得我不轻，当时真的上火了，这连惊吓带上火的就睡眠不好了。我以为事情过了会好起来，可没想到现在事情解决了，我的问题却过不去了。"我一听就明白了，这是典型的焦虑过度引起的心神不安，加上失眠造成内火侵袭心经，进而引起的失眠、心悸，人自然就会不安神了。想要治失眠，就得先收束火气，然后调理心气。于是我给他开了一点儿简单的散火气的中药，然后告诉他："每天用手指按任脉，以顺时针轻轻揉动，然后上移至胸部，向左揉动，至手少阴心经的穴位，一直揉至指尖，这样左右各进行3～5次，慢慢也就好了。"

患者看着简单的两味药，听着我说的那个按揉方法，脸上满是怀疑。我知道他对此非常不解，但我不能一点点儿地和他讲《黄帝内经》，也不可能从手少阴心经的9个穴位一一讲起，只能说："你先回去试试管不管用再说。"1周之后他就回诊了，说："我真没想到这个方法这么灵验，我现在算是真服了。"我笑而不语。

其实这位患者的问题在《黄帝内经》中早就有记载："心者，五脏六腑之大主也，悲哀忧愁则心动，心动则五脏六腑皆摇。"这就是心神波及身体的意思。心为藏神之处，心不安神不宁，而心又属火脏，所以心经问题多为热证，心火旺盛导致心烦、咽干、情绪不安等症，进而累及五脏，引发失眠。

不仅如此，若心经有邪而不加注意，则病情会加重，由最初的精气无神、眼干心烦发展为器质的病变，比如心绞痛、心动过缓、自汗、心脉痹阻、健忘神衰甚至神志失常。《黄帝内经》中说的"主明则下安，以此养生则寿，主不明则十二宫危，使道闭塞而不通，形乃大伤"就是这个道理。想要养生，想要心安体泰，平时不如自己多按揉一下手少阴心经。做法也简单，就是从极泉穴开始，沿青灵穴、少海穴、灵道穴、通里穴、阴郄穴、神门穴、少府穴、少冲穴一路按揉，然后换另一条手臂，左右各一次，每个穴位按3～5次就好，不需要太多。另外，在时间上，最好选择正午时分，也就是上午11点到下午1点的这个时间段，此时心经最旺盛，人体阳气最足，经过按摩之后，自然气血通畅、神清气爽。

手阳明大肠经——人体淋巴系统的保护神

淋巴系统是人体自我排毒的重要系统，而主管它、让它正常运作的则是大肠经。人出现上火、牙痛、眼干、大便不爽等症状多与大肠经的不畅有关。保持大肠经的通畅其实很简单，敲敲打打就可以了。

人是靠着气血维持生命的，在我们的身体里，除了足阳明胃经外，手阳明大肠经也是一条多气多血的重要经脉。因此《黄帝内经》才特别指出，"阳明多气多血"。胃经与大肠经，是一进一出的两条多气多血的经络，都不可或缺。只是人们似乎更注重胃经，却往往因大肠经更明显的排毒功效而忽略了它畅通气血的这一重要功用，也让人体这条重要的经络成为十二正经中最不起眼的一条。

说起来，大肠经很厉害，很多问题它不出马，管你是谁，肯定解决不了。比如眼干发黄、牙龈肿痛以及便秘等上火行为，太多人习惯用清火药来灭火，可事实却是治标不治本，今天好了，明天继续再犯。如果大肠经一直不通畅，则即使再多的补与泻也都是徒劳，简直可以用浪费来形容。

我就有一个这样的朋友，平时对养生很上心，经常花大价钱购买保健品、营养液进补。她还经常得意地对我说："我这叫防病在先，不用你们医生。"这话倒是没错，可防的手法和效果我是不敢苟同。比如，她长期都大便不好，每次不用个一刻钟、半小时的根本解决不了问题，她自己也说："每次都得培养情绪才行。"可她坚信自己身体没问题，只是如厕时间久了点儿。

有一次，她与家人拌了两句嘴，自己在外面逛到大半夜才回家，结果感冒了，在家休养好几天，一次大便也没有。这可把她急坏了，她给我打电话说："我现在全身无力，实在没有心情去马桶上培养情绪，你快来救救我吧。"我赶过去为她检查身体，结果发现她大肠经堵塞，而且相当严重，我说："这次我必须把你的大肠经给调理好了。"于是，我从她的大椎穴过肩，到手臂，对整个大肠经的各个穴道逐一做了按揉，严重的地方还施了针。

这样一直做了4次，再号脉，我就发现她的脉象明显有力起来，大肠经也基本打通了。她自己说："我被自己的大便吓到了，每天都是黑色的，这难道就是传说中的宿便吗？我之前每天都有大便呀，为什么那时不黑呢？"我只能告诉她："每个人都会有宿便，只是多少不同而已，以你的情况出现这种问题一点儿也不奇怪，慢慢你就会看到效果的。"这种日子一直持续了一周多，突然有一天早上，她很早就打电话给我，兴奋地说："你知道吗？今天我居然看到了自己成形的黄色大便！"我听了哈哈大笑。

这实在不是什么新闻，只是她对大肠经的认知太少，对养生的理解太偏了。一个人想要养生，根本上还是要使经络、脏腑通达，否则营养再多，不吸收又有什么用呢？大肠经原本就有排毒养颜的功效，《黄帝内经》说："大肠者，传导之官，变化出焉。"什么叫传导之官？就是往外排泄的、将人体的糟粕之物排出体外的器官。若是这个器官出现问题，排泄不畅，使人体内聚积太多毒素，则会发生口、眼、鼻、脸等部位的一系列所谓"上火"的症状。

此外，大肠经还有强大的排毒功能，所以又被称为"淋巴系统的保护神"。经常对大肠经进行调理，可以有效预防淋巴结核病的发生。说到大肠经的自我保健，其实也很简单：平时经常敲打一下就行了。大肠经起于大拇指的顶端，由此直线向上到达食指桡侧，然后从食指、拇指之间向手臂上延，一直到肩部与大椎穴相交的地方，这一段都是大肠经。大肠经左右手臂共计40个穴位，我们在敲打的时候不一定要找准穴位，只以穴道为主就可以了。其中有个人人都知道的穴位，叫作合谷穴，也就是我们俗语讲的"虎口"。出现牙痛、头痛、感冒等情况时，自我按摩虎口就非常管用。

当然，大肠经的曲池、手三里、迎香等穴位也都有很好的用途，且各有对症。平时哪怕没有问题，也可以自然下垂手臂，用另一只手来轻轻敲打，从下至上，手握空拳，一下一下地进行。这样做对促进身体内垃圾、毒素的排出也是非常有利的。女性朋友不妨多敲一会儿曲池穴，因为它还是保养皮肤的一大要穴。

最后，敲打大肠经的时间，最好选择大肠经旺盛的时间，即早上5点至7点之间。这时，我们一般刚刚起床，不管是准备日常的健身还是排便，敲打一番大肠经都是非常有好处的。

手少阳三焦经——让你轻松泻内火

三焦经分布于心、肝、肺、胆、肾、膀胱、小肠、大肠等部位，总领人体。所谓"焦"，顾名思义，即火大，意指体内火大与否全取决于它。想要做平和的人，想要身体温顺，就要经常打理三焦经，尤其是女性，三焦经顺，则人体由内而外全顺。打理它可重点按摩消泺穴、丝竹空穴及支沟穴等重要穴位，平日里气不畅、头痛、心烦等小问题都可以通过按摩它们来消除。

人们常说："心脏是人体的总司令，它健康，我们的身体才能安然无恙。"这话虽然没错，可是懂得一点儿管理学的人却知道，领导固然重要，但真正指挥操作的人的重要性，更甚于下达命令的人。这就好比诸葛亮之于刘备，没有诸葛亮的具体指挥，刘备是成不了什么大气候的。对于我们的身体而言，心脏固然非常重要，可手少阳三焦经却是不容忽视的重要指挥者。正如华佗在《中藏经》中所记载的："三焦者，总领五脏、六腑、荣卫、经络、内外左右上下之气也。"这话告诉我们，三焦经是人体的总指挥。

所谓"三焦经"，当然是由上、中、下三焦组合而成的。上焦主心、肺，中焦主脾、胃、肝、胆，下焦则主肾、膀胱与大肠、小肠。这样，人体脏腑就被三焦经统领了。三焦经的管辖范围虽广，可穴道路线并不长，它从我们的无名指最后一节的关冲穴开始，然后由小指与无名指的开合处直线达于腕关节。在这里我们要看的应该都是腕外侧部位，因为我们说过，阳为表面，阴为内里，三焦经属阳，自然走表面。然后沿着腕关节一直到达肘关节，最后进入锁骨的上窝，在胸前部位分散开来，就完成了全脉的路线。虽然只是短短的一段距离，可是左右各23个穴位，相加起来共46个穴位，这里就不再细细罗列出来，大家可以察看一下穴位的名称，以此来熟悉三焦经。

有人说"三焦经是属于女人的特效经脉"，这话也不是全无道理的。因为三焦经的最后一个穴位叫丝竹空穴，这个点就在我们的眼角外侧，也就是长鱼尾纹的地方，按摩这个穴位可让女性不易长斑。不仅如此，三焦经主气，对女性尤为有用。这也就是说，三焦经内外之于女人都是宝，你只有试了才知道。

之前有女性朋友对我诉苦说："不知道为什么，每天就感觉心憋气闷，上腹又堵又胀，就如同被什么给塞上了一样，呼吸也感觉不顺畅，难道是我到更年期了吗？"她的话惹得大家都笑了。我问她："头会疼吗？"她说："头倒还好，就是有丝丝的痛，能忍受。"然后我再问："有耳鸣吗？"她使劲地摇了摇头，说："没感觉。"我让她坐好，然后在她胳膊上部的肱三头肌中间按一下，结果她差点儿跳起来，大叫："疼死我了。"我说："忍一下，试着感受感受。"我用力按了几下之后，她忽然说："心里感觉敞亮了！"她那种新奇的劲头让其他朋友都纷纷围上来，有的还按着自己的胳膊问："这是怎么回事？胸闷按胳膊就管用啊？"

其实我给朋友按的这个穴就是三焦经中的消泺穴，它对头疼、气闷都有用处。而朋友胸闷正是上焦气郁，有气无处散，久而积郁所致的。《黄帝内经》说："三焦病者，腹气满，小腹犹坚，不得小便，窘急，溢则水，留即为胀。"这就说，当三焦不通的时候，人体就会气闷胸满。且中焦主肝、胆，女人一般都爱自己怄点气，如果这点儿肝火不发出来，就直接堵塞三焦经了。因此，在中医的案例中，但凡更年期引起的心烦气闷，医生都会让她通三焦经。

《黄帝内经》对三焦经不通做了如下的定义："三焦通，则内外左右上下皆通也，其于周身灌体，和内调外，荣左养右，导上宣下，莫大于此者……三焦之气和则内外和，逆则内外逆。"这就是说那些头痛、出汗、咽疼、目痛、神经紧张、气闷心烦、肩膀疼痛、耳鸣等外在、内里问题，多是由三焦经不通引起的。所以，平时自己多按按三焦经是很有好处的。

按三焦经的时候，最好选择在晚上9点到11点之间，这段时间是三焦经气血运行最旺的时刻，这时做自我按摩不但能有病去病，而且可以提高免疫力，起到保健效果。按摩时可有选择地做重点按揉，比如耳朵不好、耳中有嗡鸣声的人，就找支沟穴、耳门穴。其中，支沟穴对治疗便秘、耳鸣以及两肋痛效果最好，其位置在腕背横纹向上3寸的地方，按的时候不要太用力，以感觉酸胀为宜。找耳门穴时有个小技巧：将手指放在耳边，然后张大嘴，此时手指就可以感觉到出现一个下陷的坑，此处即是。这个穴位专治耳鸣，只是不要用太大力按摩。就算耳朵没问题，平时经常按一按，也对耳朵有好处。

手太阳小肠经——危难时刻的消防员

小肠经是人体摄取精华、剔除糟粕的经络，主管体液，因此有"消防员"之称。小肠经全经左右共38个穴位，身体出现与体液相关的问题时，都可向这38个穴位要平安。比如出现头晕眼花时，可按天窗穴；女性患乳腺不通，则可按少泽穴、前谷穴。总之，穴有专攻，多做了解才能发挥"消防员"的最大作用。

我们体内有一条与大肠经循行线路相似的经络，这条经络就是小肠经。不过，它们虽然一前一后循行相似，但所主之事却各不相同。我们说大肠经像一个淋巴系统的清毒保护神，它负责清扫人体毒素，而小肠经则更像是一位宁心安神的消防员，主管体液。因为小肠主液，人体那些与"液"有关的流质物都与小肠有关，比如胃液、腺液、滑液等。所以小肠经若不通，人就会易出现上火、口舌生疮、头痛胸闷、肩酸臂疼等不适。《黄帝内经》有云："小肠者，受盛之官，化物出焉。"也就是说，小肠经可以将人体摄入的固态之物分清泌浊，然后生成气血津液，传达给全身，同时将浊物送于大肠、膀胱，再排出体外。这就是中医所讲的"运化精微，排泄糟粕"的过程，《黄帝内经》称之为"分别清浊"。

秦老师的女儿最近刚生了个宝贝儿子，正在娘家坐月子。全家都乐得不行，上上下下一团喜气。可小宝贝却似乎不太高兴，天天哇哇大哭，我们同住一层楼，每天听着这声音还真有些不怎么好受。一天早上，我遇到秦老师，就问："小家伙怎么总是哭呢？"秦老师叹了口气，说："别提了。一个吃不饱的孩子能不哭吗？还不吃奶粉，一吃就吐，真是急死人了。"我大概明白这意思了，说："是你闺女奶水不足？"秦老师这才说："是呀，这孩子人高马大的，又不瘦，我们也没亏着她，怎么奶水就不足呢？"

因为我是医生，所以平时总免不了会帮着邻居们调理些小毛病。于是，我便主动说："我去看看小家伙吧，也看看能给小秦帮上忙不。"秦老师高兴地带着我到她家去了。小家伙刚好睡着，我问秦老师的女儿："吃饱睡了？"她女儿扯着嘴角无奈地笑了笑，说："是哭累了。"我便给秦老师的女儿诊了诊脉，按按她手上的少泽穴，感觉下面有小颗粒的结节，再按前谷穴也是如此。于是，我便让她点按膻中穴，她说疼痛明显。我让她一直按到疼得不那么重了，又让她掐少泽穴3分钟，然后是前谷穴，最后告诉她："以后每天下午1点到3点之间，自己多掐掐手指的少泽穴和前谷穴，再按按膻中穴，按到不疼了，小家伙就有的吃了。"果然，3天过去，小家伙就一天比一天哭得少了，楼里总算又恢复了往日的安静。

有些人可能觉得奇怪，会问："奶水不足应该补，怎么按这3个穴位就可以了？"其中的道理其实很简单，秦老师的女儿少泽穴有结节，必定是小肠经不通，这样她的腺液必然不通畅。而女性体内所分泌的

044

乳液、月经、白带都是人体腺液，归小肠运化，少泽穴又是小肠经的起始穴位，后面才依次是前谷、后溪、腕谷、阳谷等穴位，一直顺着胳膊向上，到面部的听宫穴，共同构成了小肠经的运行之道，全线共计 19 个穴位，左右相合共 38 个穴位，其中，少泽穴、前谷穴通乳效果明显。对它们进行刺激，可促进小肠经的工作，运化精微，进而增强乳液的分泌。这里提醒新妈妈们注意，奶水不足时仔细找找具体原因，不要一味大补，不然乳腺也吃不消。

小肠经中的很多穴位都功能强大，比如位于手掌的后溪穴，它可解痛疏络，对治疗头痛、落枕等问题效果明显。寻找此穴位的方法既简单又方便，轻轻握手成拳，小指所及之处便是。此外，它还能消除麦粒肿，治疗时宜采用艾灸的方法，在后溪穴连灸 3 次，麦粒肿就会变小。不过，在灸的时候要注意，左边长了麦粒肿，那你就要灸右手的后溪穴；反之，右边长了麦粒肿就得灸左手的后溪穴了。

对于每天坐在电脑前的上班族来说，小肠经上的天窗穴是一个很有用的穴位。这个穴位在耳朵稍后一点儿向下的位置，与喉结刚好持平。点按这个穴位，不仅可以改善长时间用电脑造成的头晕眼花，对于养护颈椎也有颇有好处，可促进颈椎松弛通畅。

小肠经在下午 1 点到 3 点之间最为活跃，想要改善自己的小肠经，在这个时间段进行自我按摩，效果会更好。只是小肠经的 38 个穴位中，有 11 个位于肩膀上，自己想要按到也不容易。但是，在没有病痛、经络不通的症状出现时，哪怕只是按摩前面几个易接触的穴位，也可以起到一定的保健作用。

足阳明胃经——人体的后天之本

　　人体想要禀气足，先天很关键，但后天的补给也很重要。胃经为后天之本，胃口不好、恶心、呕吐、胀痛难消，全因胃经不通；甚至是得了鼻炎，也与胃相关。这些不适，一个最简单的治疗办法就是按摩胃经的内庭穴，见效很快。如果是胃火过旺，那就找髀关穴、伏兔穴，保准一按就消火。当然胃经的穴位很多，还要我们一个一个地去了解，做到知己知彼，有病自然就不愁了。

　　在人体十二正经之中，有 6 条阳经，足阳明胃经是其中之一。足阳明胃经的家族成员很多，从鼻翼的迎香穴开始，到脚上的厉兑穴，全身左右相加，穴位共计 90 个之多。胃经，有"三皇五帝之厨府"的称号，也就是说，胃经相当于人体内的厨房，掌管身体内部的饮食。所以《黄帝内经》说："五脏者，皆禀气于胃。胃者，五脏之本也。"

　　胃主通降，以降为和，所以它若顺降，则万事皆无；可它若逆升，则肠鸣腹胀、胃疼、口气、咽肿、呕吐、腹水以及胸部、膝髌等问题就都随之而来了。中医说"胃不和则卧不安",就是这个原因。此外,胃经与我们的"面子"也有着直接的关系。

前不久,一位30多岁、衣着时尚的女士过来求医,她留着一头大波浪的长发,时尚又靓丽。但是,她的前额上配了个厚厚的刘海儿,与她的整体装扮颇有些不协调之感。没等我说话,她自己先把额头上的刘海儿掀开了,说:"医生,我额头上起了一大块红斑,好几天了一直不下去,不知怎么回事。"我一看,在她的眉头上方长有一块比栗子还要大的红斑,就像胎记一样,实在有碍美观,这下倒可以理解她那刘海儿的由来了。

我为她号脉,感觉右关浮弱,于是我从她的腹部起,顺着胃经由上而下按了下去,开始都没多大问题,到了腿部的髀关穴时,刚按上去她就一抖。我知道是疼了,于是再按伏兔穴,然后是梁丘穴,这样一直往下按。开始她还只是忍着,到了后面直接大叫了,说:"太疼了!"找到了问题的症结所在,我告诉她说:"你这是胃经不通造成的,把它揉开,头上的红斑也就自然没了。"教给她按揉的方法后,我让她回家之后每天按揉疼痛的部位。也就1周的时间,那位女士再来复诊时,就已经收起了刘海儿,额上的红斑完全消失了。

为什么胃经不通就会影响到人的脸面呢?身为后天之本,胃经塞堵不通时,人体不能下降如常,导致胃热产生,又顺着经络上延至额头,刚好此处为人体薄弱部位,胃热找到了突破口,人的脸面美观也就此被打破。《黄帝内经》说过:"女子五七,阳明脉衰,面始焦,发始堕。"这意思就是过了35岁之后,女人的阳明脉开始走下坡路,于是面焦、发堕。这不就是赤裸裸的颜面失色吗?也正是因为如此,才有"痿症独取阳明"之说。

胃经还是人体"气血生化之源",我们体内摄入的营养物质都要通过脾胃进行转化，生成气血，使五脏得以滋润。《黄帝内经》讲的"中焦受气，取汁变化而赤，是为血"，就是这个道理。胃经不但是我们的精气神，也是我们的面子。我们必须要时刻保持它的生机，才能保证身体的内在与外在都精神奕奕。

不过，胃经穴位过多，不太可能一个一个都记住，但是记住几个重要的穴位，以备不时之需还是很有必要的。比如咳嗽有痰，可是又咳不出来，这时可直接按按位于小腿上方、脚踝外侧向上8寸处的丰隆穴。这个穴位中医称为"化痰穴"，因其肉多较鼓而得名。

鼻子不适也是很多人常见的一个烦恼，胃经上的内庭穴是专治鼻病的穴位，尤其是对鼻窦炎特别有效。这个穴位在我们的脚背上，位于第二脚趾与第三脚趾骨头结合的下陷处。出现鼻出血、鼻窦炎、鼻息肉等问题时，按这个穴位都能收到很好的效果。

胃经穴位多，管辖范围广，我们应重视胃经的日常保养。胃经的保养很简单，常做一个小小的动作就够了。做这个动作时，双脚分开，与肩同宽，双手如抱一只球；然后深呼吸，双手分别从左右转向中间，然后一只手向上用力，一只手向下用力，双手对撑但不要接触，这样来回做8～10组。在上肢及上半身的左右旋转中，我们不仅锻炼了身体，也完成了对脾胃的按摩。

足少阳胆经——诚信的合作者

胆经虽然与个人性格中的胆子大小无关，但却有助于人体中气的充足，经常按摩胆经会让人的中气提升，同时，也有助于减肥、消除口气、改善面色等。按摩胆经的方法极为简单，沿胆经穴道轻轻拍打即可。胆经一向最为守信，你爱护它一分，它就会回报你三分，敲敲看你就会明白。

胆为人的精神体现，所以人们常说，一个人有胆才能有识，胆子太小则难以成大事。有人说这一观点源于中医，具体来说，源于《黄帝内经》中所说的"胆为中正之官，决断出焉"。且不说这种观点是否出于中医，但是胆经的作用绝不只是简单的决断之用，所以《黄帝内经》又说："凡十一藏，取决于胆也。"其他脏腑取决于胆，不在于胆的大小、胆识的大小，而是这一脏器的能量问题。

人体的足少阳胆经是一条相对复杂、穴位数目也较多的经络。它从头部的眼角开始，围绕耳朵前后转圈，然后再顺着身体下行，一直到脚趾的第四趾外侧，全线共计 44 个穴位，无疑是一条很长的经络。相对另外 11 条经络，胆经的一个明显特征就在于它"更有担当"。为什么这样说呢？我们可以看一下，人体心、肺、肝、脾、肾集人体之精，是取而藏之的脏腑；大小肠、胃、膀胱则为流泻之用。一藏一泻，各脏腑全都专司其职，心无旁骛。可是胆就不同了，它是藏中有泻，泻中能藏。当一个人的胆汁分泌达到鼎盛时，它是不会藏的，而是以泻为主；等到胆汁分泌不足时，它又立刻藏而不泻，保持人的余气。大概也正是因为如此，胆才会被称为"中正之官"，它一边不偏不倚地行使自己的权力，一边兢兢业业地守护其他脏器，可谓人体内最能让人放心合作的器官了。

除去以上优点，胆经还有女性朋友们非常喜欢的一项功能，那就是减肥。前不久，一位 20 多岁的女孩子来我这里看中医，她说："我平时身体挺好的，就是大腿有点儿粗，想通过做运动来减肥，可运动做了，大腿丝毫没见细，昨天一量，居然又有点儿粗了，吓死我了，我这是不是什么病啊？"我看看她的脸色，颜色如蒙一层污垢，我问她："是不是有口气？"她说："是的，我同事说胖的人都会有，这是上火吗？"造成口气的原因可不少，不只是上火那么简单。

我让她站直，看她的双腿确实比例不太协调，而且外侧肉厚突出。我用手在她的大腿处进行轻轻敲打，她一个劲地直闪，说："感觉有针扎似的痛点。"于是我让助手帮她做了个刮痧，只是轻轻几下刮下去，腿上就出现了黑色的瘀血块，再继续刮，大腿处简直不能看了。她连忙问："这是排毒吗？"我的助手笑笑，回道："不是，这是胆经堵塞引起的。"她赶紧问怎么办，我说："从今天起，你每天回家从臀部开始向下敲大腿、小腿，敲哪条腿的时候，可将哪条腿放在椅子上，然后手握空拳，从上到下，敲到大腿发热，再换另一条。"大约过了 3

个月，女孩高兴地回馈我说：大腿明显变细，口气也没有了，脸色都好多了呢。

其实，女孩的这种情况就是中医里常说的"经络堵塞，则赘肉堆积"。胆经行于双腿外侧，胆经不通，自然赘肉也就堆于此了。不只如此，胆经不通的人还往往伴有肝火旺盛，这样的人是不可能没口气的。当然，胆经不通也不只是有这两个问题，头发油腻、长白头发、眼角长斑、胆囊有炎症、脸色无光、头痛、出汗、关节疼等常见问题，很大一部分都跟胆经不通有关。

那么如何才能使胆经保持通畅呢？一个最好的办法就是敲打，并注意3点：轻、匀和坚持。需要注意的是，现在有一种错误的敲胆经方法，那就是人们常说的"只敲大腿就好"。这种方法存在明显的不足，因为大腿的堵塞虽然可以敲开，但小腿部位不通，堵塞物就无法从最后的大敦穴泄出，作用也就大打折扣了。所以，敲打时一定要从上向下，一直敲到拳不能敲打处。

晚上11～1点这一时间段是很重要的，因为这是胆经的阴阳转换时间，阳气初生，此时刺激胆经最有效。如果实在感觉有些晚，也不要紧，在10点钟敲也行，这时三焦经正在工作，也算是两者运行交替之际了。敲胆经是一个循序渐进的过程，只有敲的时间长了，你才能体会到它通畅带来的好处。

足太阳膀胱经——保身卫体的忠诚将领

平日里出现脖子发僵、背发痛、头疼、眼疼、痔疮等不适，都和膀胱经不通多多少少有关. 膀胱经通畅的人不仅会远离这些不适，而且往往会感觉格外轻松。膀胱经上的穴位是最多的，其中的肝俞穴、肺俞穴、肾俞穴都是重要穴位。自我诊治痔疮时，按承山穴会是一个较为有效的治疗方法。

人体十二正经的每条经络中都包含了若干的穴位，其中，足太阳膀胱经所包含的穴位最多，左右各67个，从头到脚。起始穴为眼内眦外的睛明穴，止于脚部的至阴穴，也就是小脚趾处。这些穴位就如同一队士兵，时刻准备保卫人体不受风邪的入侵。所以足太阳膀胱经也被称为"人体的守城将领"。《黄帝内经》将它看成"州都之官"，说："膀胱，州都之官，津液藏焉，气化则能出矣。"意思是说膀胱专门聚集人体水液，然后储备收藏。

膀胱经出现问题时，后果往往很严重。常见的头疼、眼珠发坠、脖子僵硬、腰酸背痛、痔疮等都与膀胱经不通脱不开关系。《黄帝内经》则说膀胱："主筋所生病者。"这话也就是说因筋而起的病都与膀胱有关。这是因为筋的蓄养来自于"液"的功劳，如果失去了"液"的滋养，筋就要失去弹力了。所以我们腿抽筋之后，中医都用拉膀胱经来进行对症治疗。不仅如此，发烧、咳嗽、有痰等疾病也同样与膀胱经脱不开关系。

前段时间，我这里来了位小病人，妈妈陪着，孩子面色憔悴，无精打采的。妈妈说："这孩子前几天发烧，我就带他去看西医，可是盐水也吊了，退烧针也打了，就是不见好，现在还咳嗽得厉害，有痰，都是又黄又厚的那种。"正说着，孩子又咳起来，发出一种很破的撕扯声，孩子的脸憋得通红，显然有痰在堵着。妈妈连忙帮着孩子拍背，可是手一拍到孩子背上，他就一把将妈妈的手推开了。

我等到孩子咳得停下来之后，把他拉到跟前，然后轻轻揭开他后背的T恤衫，就看到膀胱经的肺俞穴突出于表面。用手轻按一下，孩子立刻就叫了出来。不用号脉也可以知道，膀胱经堵了。于是，我先避开肺俞穴，推按膀胱经其他部位，等到孩子的后背泛红时，再轻轻按肺俞穴。孩子极力地忍着，我从轻到重，一直到把结节给揉开来才算完。第二天复诊，这个小病人已经不发烧了，咳嗽也好了大半。这正是膀胱经对外邪的抵御作用的最好表现。

膀胱经对人体虽然很重要，但它以脊柱为主线，在背部分成两条直线，一直向下通到脚后跟再到小脚趾——这些都在背后，这就导致我们想进行自我按摩也不那么容易。就像前面所说的肺俞穴，以及与之相连的一系列重要穴位，如肝俞、肾俞、胃俞等，都位于我们自己够不着的背部。再加上膀胱经的穴位实在多，普通人不可能也不会一一记住那些空位，所以我们从中找出一些应用较广的、便于自我操作的穴位，以便日常保健或救急用。比如说，睛明穴可止嗝，能及时缓解人的尴尬，再加上它就在我们的眼角内侧，伸手可及，打嗝时用大拇指点按就能止住；委中穴位于腿部膝关节的正后面，是缓解腰背不适的良穴，自己感觉腰背不舒服时，在此穴点按几下，止痛效果同样很不错。

俗语说："十人九痔。"现代人因为吃得精细，运动又少，所以便秘的情况多，自然痔疮也就多发了。承山穴是一个防治痔疮效果较好的重要穴位，这个穴位位于小腿肚最高的位置，用手从小腿由上往下推，推到中间时会感觉到突起的一处，就是承山穴了。按这个穴位的时候不需要太用力，一般用点和揉的手法，一边按一边配以有意识的提肛运动。这样做上一段时间，你就会发现痔疮有好转的趋势。此外，这个穴位对于改善小腿抽筋也颇为管用，需要时不妨自己动手试一试。

根据膀胱经的运行规律，刺激它最好的时间在下午3点到5点这一段时间。在这个时段，膀胱经运行活跃，对它进行按摩刺激，不仅可以让全身的气血运动更加通畅，保持膀胱经的正常健康运行，同时，还可以促使人体气血快速升到脑部，有助于记忆。

足厥阴肝经——血液中的清道夫

肝经，起于脚终于头，是贯穿整个人体的长线经脉，常见的月经不调、妇科炎症、抑郁、头疼等症都与肝经息息相关。养护肝经同样以按摩为主，不过该经穴位众多，应该分别对待。其中，太冲穴又被人们称为"消气穴"，这个穴位可理肝顺气，让人平静；而章门穴则是帮助女性改善肝气不顺的良药，患有肝气郁结、乳腺增生等症时都可通过它来调理。

足厥阴肝经在人体足三阴经中是处于"合"的状态，也就是说它善于收集、储藏人体的"阴血"。因此，肝经主血海、主筋、主疏泄。它为我们供血疏肝，为我们活血通络，为我们平肝泻火，每天都努力地为我们排解血液中的毒素，是一个专心护卫血液健康的、功不可没的脏器。一个人肝气若不足，则肯定遇事犹豫；而如果肝气太盛，则又有失稳重。所以《黄帝内经》说："肝者，将军之官，谋虑出焉。"

熬夜等现代的生活方式对肝是很不利的，因为躺卧状态更有助于血液归肝，此时肝脏才能正常运行气血。一个人如果长时间地血不归肝，肝气必然被伤，时间久了气弱血竭，毛病也就都来了。《黄帝内经》中有一句话，叫："肝者，罢极之本，魂之属也。"这句话的意思就是肝是人体耐力与精神的根本，是人精、气、神得以体现的灵魂。人过度劳累时，首先伤到的必然是肝。

肝经是从我们的脚下开始的，它的起始穴位叫大敦穴，在大脚趾趾甲下0.1寸的地方。继而沿着脚背向上，过行间穴、太冲穴至脚内踝中封穴，再到达小腿部的内侧。在这里有属于肝经的三阴交穴、中都穴等四个穴位。从内踝上升8寸，然后到膝盖的内侧，这里被称为曲泉穴，沿着它一直到大腿内侧环绕阴部一圈进入小肚子。然后，它在胃旁边分出一络，经过胆再继续上移，一直到我们的喉部、眼部、额头，最后在头顶止住。虽然说肝经是从脚到头的一个长线经脉，但穴位却并不多，左右相加共为28个，认起来相对容易些。

当肝经不通时，身体易出现的问题可能会更隐晦些，比如女性常见的月经不调、妇科炎症等很多妇科问题都与此有关。"肝胆相照"是我们常听到的一个成语，意思是说肝与胆互为表里。肝经一旦不通，胆必受牵累，引起胆汁分泌不足，进而引发抑郁、头痛等病；当然，肝脏的炎症就更是不可避免的了。所以我们平时要用心呵护肝经，不但要少生气还要少熬夜，以便保持一条通畅的肝经运行通道。

在肝经的28个穴位中，有几个穴位是我们最不能忽略的，且于我们是绝对有益的，比如我们常说的太冲穴。太冲穴位于我们大脚趾骨后下陷的间隙处，是肝经的原穴。"太"，即"大"也；"冲"，即"冲射之状"也；穴名意指肝经的水湿之气在这里向人体上行。《黄帝内经》说："五脏六腑之有疾者，皆取其原。"意思就是说人体五脏六腑的问题都是从这里开始的，可见太冲穴在肝经中的重要作用。为了保护肝脏，很多人往往会提醒自己：千万不能生气，更不能自己怄气，不然就会伤害到肝脏。为什么大家会有这种认识呢？这是因为肝主疏泻，气血太足它来不及进行疏散，气机受阻，血行不畅，那受伤的就是肝了。这时，按摩太冲穴这个重要的"开关"，可使其中充溢的气、血得到舒缓，肝脏的负担自然也就得以减轻了。因此，很多人把太冲穴称为"消气穴"，其道理也就在于此。

在太冲穴下面 1 寸的地方，还有一个肝经的重要穴位，即行间穴。平时我们看自己是不是肝经不通，多会按压太冲穴寻找答案，中医"说痛则不通"，太冲穴若不痛则肝经通畅。但是，肝经不通时，我们却并不能一味地按太冲穴来疏散，因为太冲穴与行间穴相邻，它们之间就如同一条走廊，当我们按太冲穴时，行间穴势必压力增大，所以在按完太冲穴后，最好再按一按行间穴，肝脏疏散的功效就会得以加强。通常来说，这两个穴位及中间这 1 寸的距离要多揉多按，如此，肝血才能正常、通畅地为心脏服务，而积瘀在你心里的气才能被挤出来。

在生活中，我们经常会把与气相关的病症联系到女人身上，这也可以理解，女人本来就更感性一些，且喜欢生闷气，所以常因生气而积攒出很多问题。比如消化不良、抑郁，还有女性常发的乳腺增生，这些问题都与肝气郁结有关。这些问题，找肝经中的章门穴来帮忙效果会比较好。寻找这个穴位很简单，抬起手来，用掌部捂在自己的脸上，这时与肘尖部分平行的胸下部位就是章门穴了。章门穴在脾脏之旁，脾经气血的运化都要经于此。我们知道脾生气血，而肝受气血濡养。所以经常按这个穴位就相当于为肝供血，让肝不郁结，进而使人神清气爽。同时，那些因为肝气所积累的问题也就得到化解了，这是顺理成章的事。

知道了肝经的重要性之后，还需要选择一个合适的时间来为它做疏通工作。这个时间最好选在晚上 11 点之前。在肝气最旺盛的时间，即

11 点之后，进入睡眠好好休息是非常重要的。因为当我们进入深度睡眠时，肝脏才能心无旁骛地开始运行气血，到第二天，我们也才能精力充沛地开始新的一天。

足少阴肾经——活力旺盛的乐观派

肾为人固体之本，不管男女老幼，皆要守肾固本。而守肾莫过于养护肾经。肾经通，则人体活力增强；若不通，则头晕、耳鸣、脱发、咳嗽、腰膝酸软……肾经之中大穴很多，比如复溜穴、涌泉穴等。不同穴位护理手法也不尽相同，有按有灸，需辨证对待。这样才会让你肾气充足，身体活力旺盛。

现在的生活越来越好，可人们的问题越来越多，动不动就出现头晕、耳鸣、脱发、哮喘、牙齿松动、消化不良、心烦、腰膝酸软等问题。而有一些男士表现在性方面的问题，也即通常所说的肾虚，更是困扰着8成以上的男性朋友。不过，出现了这方面的问题，多数男性往往不好意思就医，更喜欢私下自己解决，使得各种广告中的补肾养肾产品也因此大有市场，却不知其后患之严重。其实，肾虚并不是年轻男性的专利，女人、老人哪怕是小孩，都可能会出现这方面的问题；同时要补肾，还要懂得从源头来补才对，这就要知道我们是因何而虚，是实证还是虚证，如何固守肾气……弄懂了这些才有真正解决问题的可能，胡乱用药只怕越补越麻烦。

《黄帝内经》说："肾者，作强之官，伎巧出焉。"这话告诉我们，肾可以发挥很强的力量从而产生不同技巧。所以"肾藏志，肾主水，肾主骨，生髓，通脑，其华在发"。不但如此，肾更连着肺，起蒸腾气化之用，让耳目开窍，寄命门之火。所以肾又有"阴阳之宅"的名字。一个人肾气足便什么都好，而肾气不足就会出现我们上面说的各种甚至更多的问题。我们想要保持肾气，最有效的方法就得保证肾经的贯通，如此因肾脏引发的各种毛病也就不医而治了。

曾经有一个男性患者来我这里看诊，他经常咳嗽，特别是下午5点左右，咳得非常厉害。我号过脉之后，说："经络不通。"他却说："我也懂一点儿人体经络学，自己咳嗽的时候就对肺经进行过疏通了，但完全没作用，嗓子里的痰很明显，就是吐不出来。"我感觉这位患者很有心，知道在咳嗽的时候自己疏通肺经，但问题在于他的咳嗽不是由肺经不通引起的。我让他将脚放在椅子上，然后点按他的复溜穴，一点下去他疼得差点儿跳开，说："这是什么穴位呀？怎么这么疼？"我告诉他这是复溜穴，属肾经，让他回去之后就对着这个穴位按，然后再加上一个阴谷穴，3天后再来复诊。

3天过去之后，患者如约而至，高兴地说："医生，这个穴位真的很管用，我第一天按完就立刻咳嗽得轻了，睡了个好觉，第二天更好一些，昨天晚上基本没有咳。只是我很不明白，咳嗽为什么要按肾经呢？"这还是个好学的病人，我只能告诉他，肾经入肺，有蒸腾气化之效，因此它自然与支气管、喉咙等器官分不开家，他每天都是下午5点左右咳得厉害，这正是肾经活跃的时间，引起咳嗽的自然是肾经不通了。《黄帝内经》就说过："五脏六腑，皆令人咳，非独肺也。"如果人们咳嗽了只治肺而不看其他的问题，自然就做了无用功。

复溜穴是肾经上重要的大穴，它位于脚部内踝5寸的地方。"复"，即"反复"；"溜"，即"悄悄散失"，水湿之气在这里吸热蒸发上行或消失。经常按压这个穴位不但可治口干、气喘、咳嗽，对于各种瘀血、男女的炎症（前列腺炎、阴道炎等）也很有效。可以说复溜穴是保证肾经不受坏气息侵扰的一大要穴，经常按按对于减少很多疾病的发生是很有帮助的。

肾经从脚底的涌泉穴开始一直到胸部的俞府穴，左右各27个穴位，共计54个穴位。在这些穴位中，涌泉不仅是肾经的起始，也是肾经养生最重要的大穴。《黄帝内经》说："肾出于涌泉，涌泉者足心也。"这意思很好理解，涌泉穴就在脚下，而且穴如其名，是盛人体之水处，犹如源泉之头，源源不断地供向全身各处。涌泉穴不但能让肾精充足，还能让百病绕行。从脚掌第二、三趾的骨缝向下，与足跟上方的三分之一处相交的地方，就是涌泉穴了。一般自己按这个穴位可能会有点儿困难，可以与家人相互按，不但可起到保健养生的效果，还能提高家庭的幸福指数，一举两得。

不过按涌泉穴要注意一点，那就是肾的虚与火之分。通常在按之前，你可以感受一下，如果手指或按摩棒按上去之后脚底发木，感觉不清，这就是肾气虚。引起它的原因多是气血不足，因此要先用艾灸来灸一下，等到把气血引下来再按才有效。而有的人是肾阴不足，表现为脚心发热，这时可极力按揉涌泉穴，相信是非常疼的，但揉开了问题也就解决了。所以，按摩也有学问，特别是对这种有虚有实的穴位来说，就要自己学会辨证而按了。

足太阴脾经——滋阴养血，百病不生

脾经通，胃的活力就好；否则，腹胀、嗳气、胃脘痛等问题就都来了。这是因为脾、胃为表里，胃的消化需要气血的运筹，而这气血则来自脾经的输送。不仅如此，脾经为血液统管，想要身体好，就得养好脾经。经常敲打脾经中的太白穴、公孙穴、三阴交穴、阴陵穴，能有效地解决气血不畅引起的各种问题。时间以上午为佳，可在9～11点进行自我按摩。

脾是人体重要的器官之一，《黄帝内经·素问》讲："脾者，谏议之官，知周出焉。"而在这之前，它只被定义为"仓廪之官"。所谓"仓廪之官"不过是做一个存储之用的地方，而"谏议之官"则不同，人的全身就如同一个国家，各器官各司其职，如果没有直言谏议的人，那秩序就要乱了。脾脏正是这样一个角色：及时发现问题，然后提出问题。由此可以看出，随着中医对脾的认知，它的作用一步一步地被验证出来。

足太阴脾经是保证脾脏器官的运化之道，脾经失调则运化不灵，这是再自然不过的事情。所以当脾经不通的时候，消化方面的问题就随之而来：腹胀、嗳气、胃脘痛、便溏、下痢等。这些大多数人应该都经历过，其实就是脾脏的不调和而已。脾经的循行是从脚的大踇趾内侧开始的，《黄帝内经》中记载："脾足太阴之脉，起于大指之端，循指内侧白肉际，过核骨后，上内踝前廉，上踹内，循胫骨后，交出厥阴之前，上膝股内前廉，入腹，属脾，络胃，上膈，挟咽，连舌本，散舌下。"也就是说，脾经从脚趾内侧上行至内踝，然后沿着小腿内侧上行，从大腿内侧进入腹部，再由胃过膈肌，从食道两边止于舌下。全线穴位左右各 21 个，共计 42 个。

保持脾经通畅，不但不会发生腹胀、嗳气等日常小病，也是根治妇科疾病的一个好方法，而且方法非常简单。我曾接待过这样一个女性患者：人到中年，可是每个月不仅经量大到吓人，而且经期长，经血颜色又浅，全身乏力不说，大便还稀溏，同时每天入睡困难，好不容易睡着了，还都是梦，醒来比不睡时还要累。看她的脸色，黄中透着倦气，观察舌苔，边缘有很大的齿痕，明显舌体胖大。我解释原因后告诉她："睡不着是肯定的，等到血止了，你一切的问题就都好了。"她这就是脾虚不统血的典型患者，这种情况一般是疲劳过度所引起的脾气受伤，致使脾虚不能统血，最终致月经病的形成。而血止不住心就要虚，致使心神不宁，如此不但失眠而且多梦。我为她针灸脾经的隐白穴，然后再艾灸。除此之外，因病症已经形成，肯定也要吃药的，所以加了服健脾养血的中药。两天后，患者就完全止血了，不但如此，人也不像之前那样乏力了。

脾经之中虽然有 42 个穴位，但隐白穴是最止血的，有人说此穴堪比三七。其实它不只是养血、止血那么简单，更主要的是它还有健脾疏气之效。应该说，隐白穴在一定程度上是一个保证脾脏正常健旺的重要角色，既可健脾养血，又可为取暖所用。比如那些足冷过膝的问题，只要多按这个穴位就可以改善。但在按摩隐白穴的时候自己要寻找窍门，它是脾经开始的第一个穴位，位于大脚趾内侧、指甲向后半厘米的地方。按时，最好用指甲在上面一点一点进行切按，如此才能利于气血的调和通畅。

除了隐白穴外，脾经中的太白穴、公孙穴、三阴交穴、阴陵穴等都是治病防病的重要大穴，很多小毛病都可以通过这些穴位来自行调理。比如，太白穴可以治胃痛；公孙穴可减肥，可除积食，治腹痛；三阴交穴则在健脾益血、促进睡眠的同时，还能治疗月经不调、痛经、盆腔炎等女性问题（孕中的女性忌按此穴）。所以，有人说护理好脾经，百病不生，这是有一定道理的。

足太阴脾经的活跃时间是上午的 9～11 点，这时脾经旺盛，人体血液旺盛。对于养生达人们来说，这时也正是对脾经进行按摩敲打的好时候。另外要提一句，对上班族的人来说，一定要不定时地起来运动一下，《黄帝内经》明确说过"久坐伤肉"，而脾经刚好是主肌肉的，久坐会让气血运行不畅，这对于脾经的通畅显然没有任何好处。所以，养生除了是经络的正确护理之外，更应该是一种生活方式的改变。

第三章

奇经八脉养得好，帮助正经储备健康能量

人体内神奇的奇经八脉

人体除了十二正经还有奇经八脉，分别为：督脉、任脉、冲脉、带脉、阳跷脉、阴跷脉、阳维脉、阴维脉。这8条奇经虽然不如十二正经受人关注，但其作用却同样不可忽视。奇经八脉是十二经脉之间相互沟通的重要联系方式，同时对十二正经气血也起着蓄积渗灌等重要的调节作用。8条奇经的通畅，关乎着十二正经能否正常运行并有所作为，所以平时同样需要多加关护。

经络是人体结构的重要组成之一，正常躯体由十二正经连接五脏六腑，为气血输送开路护航。因此，我们说十二正经是人体内的江河，流经之处气血通畅，精气良好。而在偌大的江河之中，又少不了湖泊、水库的蓄积功能，不然江河就难免会有干涸、泛滥的情况，造成气血的减损。所以人体除十二正经之外，更有奇经八脉这些小湖、小泊和水库。它们交错纵横于十二正经之间，在气血充沛时，把多余的积蓄起来；在气血不足时释放出积存，构成十二正经这些大江河最有力的后备保障。

《黄帝内经》这样记录奇经八脉："凡此八脉者，皆不拘于经，故曰奇经八脉也。"意思就是奇经八脉内不连接脏腑，外无本经腧穴，它只是交错在十二经络之间，起一个调节与溢蓄的作用。之所以称为"奇"，是因为它们不同于正经，不属于脏腑，也不会与十二正经有表里络属的关系。所谓"奇经八脉"，就是十二经脉之外的8条奇经，分别为：督脉、任脉、冲脉、带脉、阳跷脉、阴跷脉、阳维脉、阴维脉。

奇经八脉沟通着十二经脉，却又与十二正经的循行路线不同，而是别道奇行，各经脉都有自己的循行径路，彼此之间分而不同却又紧密相连。《黄帝内经》这样形容它们："夫十二经脉者，内属于脏腑，外络于肢节。"这"络于肢节"的"络"字也就是奇经八脉之所在了，也就是说各经脉之间通上贯下，出表入里，各自相结，各自运行。这种自我活动就是"经气"运行的体现，比如说人体经气始于肺经，终于肝经，最后再回到肺经，形成一个首尾呼应、周而复始的圆。

奇经八脉不只是沟通十二正经，而且这十二正经的气血调节也全在它们的身上，这是因为奇经八脉穿行于十二经脉。当十二正经的气血充沛时，多出来的、盛放不下的就会流注于奇经八脉；反之，当十二正经气血不足的时候，奇经八脉便拿出自己所存储的部分来为它们补充，使十二正经得以正常有序地运行。这就直接说明，十二正经要正常运行，奇经八脉就首先要通畅才行。奇经八脉就如同一个银行，有存钱的就要有取钱的，看似只做停留的样子，但要保证源源不断才是其重要性所在。

8条奇经各自的作用与循行路线大致如下。督脉总管全身的阳经，且与6条阳经都交会于大椎，又被人们称为"阳脉之海"；任脉刚好与督脉相反，它循行于腹部正中，腹为阴，因此总任一身的阴经，有调节阴经气血的作用，所以又被称为"阴脉之海"；冲脉总领诸经气血，上至于头，下达于足，贯穿全身，且主生殖功能，凡女性的月经之事都与此有关；带脉环行腰间，部位与肚脐平行，大致就是我们穿裤子时系裤带的地方，恰好像一条带子缠在腰间，地盘虽不大，但权力比较大，直接约束着十二正经及其他奇经七脉。剩下的阳维、阴维、阳跷、阴跷四条奇经中，阳维主人体之表，联络维系各阳经归于督脉，是人体诸阳之会；阴维与阳维相对，主人体之里，联络维系各阴经归于任脉，为诸阴之会；阳跷与阴跷的情况与之相似，一阴一阳分主一身左右之阳、一身左右之阴，可濡养眼睛，并控制眼睛的开合与下身的运动。

总之，奇经八脉对人体是非常重要的，其分量一点儿也不比十二正经轻。可以这样说：八脉通，则十二正经通，则全身气血通。正如李时珍在《奇经八脉考》中所总结的："八脉者，先天之根，一气之祖。"

十二正经气血充足，只说明一个人当下的身体状态良好；而八脉气血充足，则说明一个人有着较好的体质基础。有了好的体质，自然精力充沛，远病延年更不在话下。当然，人体日常的养生、诊病、治病等也都是离不开八脉的，推拿、按摩、艾灸、针灸等更是多直接作用于八脉。所以，了解并用好奇经八脉也就是非常有必要的了。

任脉——生命孕育的源泉

任脉，起于小腹终于眼眶，对人类的繁衍有着重要作用。全脉共24个穴位，其中神阙穴、关元穴是人体的重要大穴。体寒不热、肾阴不足、小便频繁，都可以通过按摩这两个穴位进行改善，方法简单，而意义重大，绝对不容忽略。

任脉是奇经八脉中的大经脉之一，起于小腹的中极穴，沿着腹部呈直线上升至咽喉，然后到达唇内，左右分开，绕鼻翼两侧至眼眶下止。它总领人体气血，可调节阴经气血和女子月经，又被我们称为"阴脉之海"。全脉共计24个穴位，个个都是关键，尤其是对于女性来说。《黄帝内经·素问》讲："女人二七而天癸至，任脉通，太冲脉盛，月事以时下，故有子；七七任脉虚，太冲脉衰少，天癸竭，地道不通，故形坏而无子。"这意思很简单，就是女孩子在14岁的时候，任脉打开，于是来月经了，这时可以孕育生子，而女人到了49岁，气血衰竭，也就绝经了，因而无法孕育。所以"任"者，"担任、妊养"也，主胞胎，对成年女性来说，它是"生养之本"。

任脉不只是对女人重要，对于男人也有着重要意义，《黄帝内经·素问》说："任脉为病，男子内结、七疝，女子带下、瘕聚……"翻译成现在的话就是睾丸胀痛、遗精、疝气、白带过多、闭经、痔疮等问题都是由任脉不通所致的。可见，任脉不仅是男、女性症方面一系列内在问题发生的关键所在，同时也是造成胃部疼痛、舌肌麻痹、呃逆等问题的原因所在，绝对是不可忽视、不能小瞧的一条重要经脉。

现在的女性白领都有走"冷美人"路线的趋势，却不知这份冷会在将来带给自己怎样的痛苦。前不久，有一个女孩来就医，因为她是公司上下有名的"厕所忙"，总是动不动就跑卫生间，每天平均一个小时上一次卫生间。自己痛苦不说，还被同事笑话。有要好的同事甚至直接问她："你怎么老去卫生间呢？是肾不好还是膀胱不好啊？去看看医生吧。"为此，女孩烦死了，问我："医生，我这是肾不好呢还是膀胱有问题呢？对了，我平时白带也蛮多的。"

我没有急着回答她，而是号过脉之后问道："你白带虽多，但月经量应该不多吧，而且来的时候也不准，经常推后吧？还有平时应该比较怕冷吧？消化似乎也不好，嗯，睡眠质量也不太佳。"她很惊讶地说："是的，你说得太准了，我每次的经血量确实不多，时间一般也就3天，而且经常错后；在公司女同事中，我穿得最多的了，可手脚总是凉的。我的肠胃也一直不好，而睡眠实在是没办法的事，工作多，熬夜是免不了的事。"我告诉她，她的问题就是阳虚所致的，平时熬夜太多，阳气耗用太多，这种问题还是以调理为主，适合选择艾灸。我采用隔姜法，先后艾灸了任脉上的神阙、气海、关元和中极四穴（这4个穴位正是温阳的良穴，三伏天、三九天艾灸，效果会更加明显）。3天1次，10次下来，女孩的问题就有了改善，后来又艾灸了10次加以巩固。

再说任脉四穴：神阙穴就是我们俗语所说的"肚脐眼"；气海穴位于小肚子上，沿肚脐下行 1.5 寸；关元穴是依气海穴直接下行再 1.5 寸的地方；关元穴下 1 寸处则为中极穴。这 4 个穴位都是人体强身、增补元气的要穴。其中，神阙穴对身体虚寒又肠胃不好的人非常管用，但千万要记住一点——不能针灸，所以选用艾灸最合适；气海也是治虚寒的，因为它是小肠经之募穴，灸此穴可治腹泻；关元穴走的是大补之径，有培元固本、补益下焦的作用，一般在秋冬交替时用来补元气最好，同时也适用于生殖和泌尿方面；中极穴则有益肾壮阳、调经止带的作用，同时，出现男女生殖系统的问题时找这个穴位也都会很有帮助。

还有一点要注意，任脉的调理，一定要量力而行。为什么要这样说呢？因为任脉的调理是一个很痛苦的过程，特别是在初调理的时候，必定会有这样那样的问题，导致刚按揉时出现疼痛。这时千万不能有急于求成的心理，而是要慢慢揉，天天揉，时间长了，日子久了，功到自然成，疼痛自然就消失了。同时，在调理任脉时不妨多找几种方法，看看哪种方法最适合自己就用哪个。比如说神阙穴，这个穴位绝对是灸比按好，但灸又有艾条灸、隔姜灸以及热敷等多种，这就要我们根据自己的问题，来选择不同强度做出应对了，只有这样才能真正见效并彻底肃清问题。

督脉——人体元气的通道

督脉，是人体"阳脉之海"，它聚集着人体所有的阳脉，想要给身体取暖，从它下手轻轻松松就能达到事半功倍的效果。在督脉的28个穴位中，百会穴则是诸阳之首，别名"巅上"，即阳海的最高点。按摩百会穴，就能通畅督脉之元气，起到扶阳固本之效。

"养生必先扶阳。"这话告诉我们，人体健康的基础在于阳气要足，甚至有人说"失去温度就等于死亡"。这确实不假，温度低，会使血液减少再生；温度低，血管会逐渐硬化；温度低，还会导致不孕不育……可以说一身阳气就等同于身体正常运行的保障。而奇经八脉之中的督脉正是总领全身阳气的经脉，又得相火（肝肾之火）、命火（命门之火）、君火（心火）助携，因此被称为"阳脉之海"。要想扶阳，督脉是我们绕不过去的重要经脉。

《黄帝内经·灵枢》说："颈中央之脉，督脉也，名曰风府。"所以督脉是于颈中央开始的，由颈入喉咙至咽部，然后到达鼻孔，再从上额至头顶的百会穴，下行到头顶中间的风府穴，沿着脊柱从背后进入骶部的长强穴，形成了一条背阳而居的督脉循行之道。全脉共计 28 个穴位，与任脉相接，是人体健康的关键所在。

我认识的中医学者之中有一位传奇人物，他有一条重要理论：能让身体自己调节的问题就绝不用药。那时，我还在他身边跟着实习，曾遇到一位母亲带着自己的孩子来看病。那个孩子瘦瘦弱弱的，脸色发黄，人无生气。母亲就说："我们孩子没有别的问题，可就是缺乏食欲，消化一般，所以体质很不好，动不动就感冒。为了帮他调养身体，不知看了多少医生，验血、验尿等各种检查做了很多，但什么都查不出来，我们全家人都为此无能为力了。有人建议我们看中医，还向我们提到了您，我们就来了。"

我这位老师什么也没说，给孩子号过脉之后又自己动手为孩子做了个身体检查，然后就开始给孩子捏脊。一边捏还一边对那位母亲说："你的孩子确实没什么疾病，只是阳气不足导致的体质不佳，捏脊是改善这一点的一个简单又好用的小办法。我的捏法你要看着，以后你可以自己在家进行，每天早、晚各给孩子捏一次，也不用跑这么远的路到这里来找我了。"那位母亲一脸的狐疑，我可以猜出她心里不买账。但事实是，过了一段时间之后，她带着孩子又来了，孩子的面色明显红润了很多。那位母亲还说孩子的胃口也好了不少，这次过来是特意感谢老师的。

这件事令我记忆深刻，我由此认识到了督脉的功效之大，也刚好告诉大家，督脉是改变体质的一大法宝。很多现代人因为姿势不良、脊背不直，所以体内气血不畅而易出现多种不适。捏脊，就是打通背部督脉这一经道。通过捏脊，人体阳气得以宣发，从而打开了人体元气的通道，体质自然就增强了。我们经常被要求挺胸抬头，其潜在的含义就是让人的元气从头到脚得到贯通，如此底气才能足，身体的阳气也才能自由循行。

　　捏脊，对任何人都适用，从老年人到出生不久的小婴儿，有效的捏脊都有助于人体气血调和，就算是因为气血不通形成的瘀积和疾病，也能通过捏脊得到治疗与改善。捏脊虽然没什么大的学问，可是手法上有讲究。比如婴儿皮肤嫩，捏的时候就要轻柔，避免因用力过大或指甲过长划伤宝宝皮肤；同时，给婴幼儿捏脊的时间和次数可以少一点儿，大人则可以相对多一些。此外，捏的时候一定要从尾椎骨的部分开始，一直捏到颈部的发际处，一般以捏三提一法，即捏三次提一次为宜，小朋友相对可改为捏五提一法。如果捏后脊柱两侧红得严重，就说明体内有问题，应该勤加捏脊。

　　督脉不通有问题，不只会引起体质上的虚弱，还可能出现脊柱强直、角弓反张及头重、脖子发硬、眩晕等问题。《黄帝内经·灵枢》提到："此（督脉）生病，从少腹上冲心而痛，不得前后，为冲疝，其女子不孕，癃痔、遗溺、嗌干。"这话意思是说督脉出了问题，不但会背不好，还会引起女子不孕、遗尿等大毛病。可见，作为阳脉之海，督脉的功能与作用的重要。

　　人体养生重在扶阳，我们对督脉做好了养护，全身的阳气才能充分散发。日常生活中用捏、敲、打的手法将督脉理顺打通，不仅是直接对背部、头部、脖子等问题进行了治疗，也是对良好身体体质的改善与养护，这样才真正达到了标本兼治的养生效果。

冲脉——十二经脉之海

冲脉，人体之要塞，主持着十二正经以及人体的五脏六腑，并调节十二经气血，有"十二经脉之海"之称。一般来说，冲脉受伤，女性经带有损，男性精液被限，这些都是人生中重要的大事，所以平时要好好爱护、养护冲脉才行。打坐是一种简单的静心养生法，也是调理冲脉、保持其通畅的好办法。

冲脉是始于小腹的奇经八脉之一，它是从小腹沿着人体的脊椎骨内部向上而行的。它在任脉中线的两侧分开，左右循行，每个穴位相距1寸，全脉共计11个穴位，虽然数量不多，但个个都很重要。《黄帝内经》有记："冲脉者，十二经之海也。""冲脉者，五脏六腑之海也，五脏六腑皆禀焉。"从中可见冲脉对于十二正经的重要性。

其实，我们只从名字就能领会出来它的意思，所谓"冲"，就是"要道、冲要"的意思，运行于十二经脉之中的血液都经冲脉而行，它与任脉并行，和督脉相通，于头部灌注诸阳，于下肢渗入三阴，直接联系胃经与肾经。不说任、督二脉，不说头部，单说肾与胃，肾为人体先天之本，胃则为后天之本，如此足可见冲脉的地位所在了。而冲脉所起于小腹会阴穴，即中医所讲的胞中，因此，它又有一个名字叫"血海"，因此女性月经问题与它更有着千丝万缕的关系。《黄帝内经》多次讲道："太冲脉盛，月事以时下；太冲脉衰少，天癸竭，地道不通。"其中的太冲脉即冲脉。作为"血海"，冲脉与人类的繁衍自然紧密相关。不只是女子离不开冲脉的重要功能，男人也一样受冲脉的强弱所限，不管是先天的还是后天的，冲脉不通或者受伤，都会直接导致生殖功能的衰退。对于男人来说，冲脉这个"血海"则是化精之所，所以"冲脉盛，精气溢泻而有子"，而冲脉受伤肯定要精衰无子。这就是中医所讲的冲脉受病。

冲脉发生病变通常表现为胸气逆而拘急、燥热、瘕疝、不孕、痿症等问题，女性月经有问题、男性性功能不强都在此列。有的人会忽然感觉气从小肚子开始向上，然后到肚子中间便胀得疼痛难忍，这就是冲脉受伤所提出的抗议。平时我们需要好好呵护冲脉，让它保持良好运行，否则，它就会带给我们麻烦。那么，我们该如何呵护冲脉呢？这里我给大家介绍一个养护冲脉的方法，平时多加练习，对于促进冲脉的正常运行、保证身体健康会大有帮助。

首先，盘腿坐在垫子上，闭上眼睛，深吸一口气至丹田部，然后慢慢放松呼出，感知气流由丹田向上，经肚脐缓缓上行至膻中穴，最后进入咽喉部位，环绕口唇呼出。整个过程中，气流从小肚子开始一直到咽部、口唇，这条路线正是冲脉循行的上支线路。这样来回多做几次，时间要慢，保持每秒气体上升3厘米的样子。此外，气流从下腹上升到口唇之后，第二次进行时，应该从口唇开始向下推行，即从下向上，再由上向下，如此反复进行。

这是一个以气推动经脉通畅的方法，开始时很多人可能不太确认是不是走的冲脉，但时间久了，气流就会自然而自在地从经络中穿行了。一般来说，经络的循行就是气血的运行，而通过气的穿梭，人体每一个地方都可以得到疏通，慢慢地也就会达到经络通畅的目的。事实证明，用这个方法，子宫、卵巢、乳腺等很多女性常见病症及问题都得到了改善。

自我调理冲脉的方法很多，除了可以打坐外，平躺锻炼的效果也同样不错。除了姿势不同外，呼吸方法与打坐都一样。

有一位年轻的女士，一直苦恼于经量太多，每次经期都感觉像是做了一次手术一样，为此特别烦躁。后来，我让她用修炼冲脉的方法做调整，每次半小时，每天1次。这样大概3个月之后，她告诉我："开始练习时真的没一点儿感觉，可是慢慢我发现自己的睡眠好了很多，再到后来月经量居然真变少了，至少我现在感觉它很正常。"事实上，这正是冲脉逐渐恢复正常的表现。

最后，要提醒大家的是，自我调理冲脉，不要急于求成，而需要一份缓慢达到目标的毅力和坚持。

带脉——不只是适用于女性

带脉，横向环绕一圈，它约束诸经，像一条带子将所有的经脉都扎起来，使身体成为直立的人形。这条奇经的穴位并不多，但作用不容小视。它对于调理生殖器官方面的病症效果很明显；同时，腰粗、肚子大，这些都来自带脉的不受约束。想要调理带脉其实也很简单，敲敲打打就可以搞定，真正的治病又减肥。

"带脉起于季胁，为回身一周；既言一周，亦周腰脊也，故带脉当十四椎，束带腰腹，故曰带脉也。"这是《黄帝内经》对奇经八脉之带脉的表述。由此我们可以看出来，人体之带脉应该是我们腰部的一整周，它的主要作用就在于"约束诸经"。带脉功能正常，则约束有职，十二经及其他经脉则运行有序；而如果带脉不通，带来的问题就很多了：腹痛、腰痛、月经不调、带下、疝气下坠以及男女生殖器官病症皆起。所谓"带脉不和，固束无力，则纵行诸经脉升举无力而陷下"，即为此理。

我曾经接收过这样一位病人：男性，40多岁，事业有成，家庭美满，身体富态，又难得没有"三高"症状。可就是这样，他还是被妻子给拉来就诊。他自己似乎对此很不好意思，当着我的面大声反驳他妻子："我不就是胖点儿吗，这有什么问题？你让医生说，这是病吗？"我看着他，发现他肚子大得出奇，而且脸面虽然饱满却透着黑气，我只能说："多调理一下身体是好事，现在不是流行养生吗？你就当是养生了。"他无奈地说："可我真没什么病啊！好好的，吃药做什么？"他妻子立刻就说："哪有不好？你自己好不好不清楚吗？在这里还瞒着医生！"两个人越说越激动，有要吵起来的意思。我急忙把两个人制止住，然后问那位男性病人："你大便肯定不好，是不是？"他说："每天都有，这也算不好？"他妻子立刻揭露："天天都是我给他刷马桶，黏得冲都冲不下去，这也叫好吗？"

我看看他的舌苔，明显黄腻，号一下脉有滑数之象。我问他："腰上起痘吗？双腿是不是经常觉得没劲儿？"病人一下子沉默下来，看着我半天才说："你怎么知道的？难道我真的病了？"我说："不是大问题，但一定要调理，不然就真的病了。"我见他安静了，才慢慢给他解释："《黄帝内经》认为人之所以肚子大、腰粗是因为脾阳不足，这让体内水湿得不到运化，从而造成'痰饮内阻'。带脉在腰，束诸全经，湿热的问题得不到解决自然会移客带脉，从而也就形成了湿热蕴带症。《黄帝内经》又说：'阳明虚则宗筋纵，带脉不引，故足痿不用也。'你既然带脉失于调理畅通，又怎么可能不会行走软弱呢？"他听完之后一脸的愁容，问："医生，我真的吃不下那苦药汤子，吃点儿西药行不？"我说："不用吃药就行。"

于是，我教他敲打带脉及京门穴还有章门穴。章门是五脏出入的地方，为脾经募穴，脾阳不足自然要通过刺激它来得到加强。而京门则是肾经的募穴，肾经主水，按摩可引火归源，只有水火相济，人体五脏才能维持平衡。病人听了高兴得不得了，说："回去我肯定天天敲这三个穴位。"就在前几天，这个病人还给我打电话，说自己现在肚子瘦了一圈，腿脚有力多了。

为什么带脉能约束诸脉，且敲敲就能减肥呢？这个问题其实很好理解，带脉之所以能"约束诸经"，就因为它像一条皮带一样，有"束缚"的作用，在它的约束下，诸经才会有立而循行之态。比如一捆柴，如果失去了束缚其间的绳子，则必定散成一片，再也不能整齐排列。人体其他经脉都以上下而行，只有带脉横着环绕于腰部，做约束之用。如果它先天不足，抑或后天调摄失当，自然就要让诸脉经气妄行，从而导致身体失常逆乱了。

敲带脉是一件简单又有效的事，不论男女老幼，经常敲敲带脉，不但能让体内的经脉下引，还可起到无病防病、有病治病的功效。但是，敲带脉也有一定的要求。如果只是简单地做养生、通畅所用，只将手握空拳，平躺于床，在肚脐两侧腰间突出的肉际处进行敲打就好。而若要对症，则最好是在医生的指导下进行。通常敲带脉的力度要不轻不重，即以自己可承受的程度为准。敲打的次数以100下为宜，敲过之后不能立刻停止，应该配合相应的推腹手法。这样能更加刺激脾经，帮助腰腹减去多余的脂肪。推腹是以肚脐为中间点的，左右各一只手，然后从中间向两侧推动到腰部，接着从腰部原路返回。这样的方法同样做100下左右。用不了多长时间，你就会看到自己苗条的小蛮腰了。

最后，还要提醒大家的是，带脉好敲，男女老幼都能敲，对于女性来说，更是一生的朋友，但这里面不包括孕妇。所以怀孕的准妈妈们就手下留情吧，好好孕育生命才是重中之重的大事。

阴跷——道家的不传秘穴

阴跷是掌管我们行动和眼目的要脉，阴跷不通，则下肢易出现痉挛、拘急、外侧弛缓等不适，同时眼睛也可能易出现干涩、不适等症状。调理它倒很方便，静坐呼吸法即可，专心、静心将体内气流贯注阴跷，如此它就自然因呼吸之温暖而变得通畅、谐调了。

在奇经八脉中有一个神奇的穴位，它被道家称为"不传秘穴"，这个穴位就是8条奇经中的阴跷穴。《黄帝内经·灵枢》说："阴跷脉者，少阴之别，起于然骨之后，上内踝之上，直上循阴股，入阴，上循胸里，入缺盆，上出人迎之前，入𫓧，属目内眦，合于太阳、阳跷而上行。"这是阴跷脉的循行路线，它从脚跟部中间开始，经照海穴（即脚底部），然后过内踝，直接到达下肢的内侧，入于两肾中间，接着从胸部到达咽喉，交会于眼部的睛明穴。阴跷脉交会于照海穴、交信穴、睛明穴，左右共计6个穴位。

虽说阴跷脉的穴位不多，但功能却非常强大，道家称其为"生死根""复命关"，因为我们的任脉、督脉、冲脉都是从它那里而起的，可以说此脉一动，三脉皆通。而与此同时，它又是奇经八脉的总源，联系我们的眼、脑、咽喉重要器官。《黄帝内经》这样讲述它的作用："跷脉者，气并相还则为濡目，气不荣则目不合。"此处的跷脉是指阴、阳跷脉，也就是说人体只有阴阳气相并，才能濡养眼目。可见，阴跷脉与人的眼目休戚与共，因此，阴跷脉有病症，人就会有眼目方面的障碍发生。与此同时，人体下肢还会有内侧痉挛、拘急、外侧弛缓的问题发生。如果就医，则通常可见病人眼睑下垂，舌苔白而色淡，脉象又虚弱无力。

不管身体多好的人，如果没有一双好眼睛及有力的腿脚支撑，健康就会大打折扣。阴跷脉既主眼目、腿脚，自然就是很重要的。李时珍说："八脉者，先天大道之根，一炁之祖，采之惟在阴为先，此脉才动，诸脉皆通。"这话告诉我们作为人体重要的经络，阴跷脉在奇经八脉中是大道之根、一气之祖，只有它是通畅的，其他脉才能通畅。因而，将阴跷脉视为总经脉造化之源一点儿也不为过，它对于养生的重要性也就可见一斑了。

阴跷脉作为重要的养生经脉，该如何来守护、保养呢？说起来又再简单不过，静坐呼吸法即可，这是激发阴跷脉发挥最大功效的最好方法。

首先，找一个环境好且安静的地方，双腿盘坐在垫子或其他舒适的地方，双手自然地分别搭在双膝上，注意身体要直，不能驼背弯腰，让百会穴与脖子及尾椎保持一条直线。因为我们打坐是以打通阴跷脉为主，所以只要静坐并自然呼吸就够了。所谓"无一静坐不存法"就是这个意思。

其次，在静坐过程中不要心存杂念，闭目以追求呼吸顺畅，身体的反应则顺其自然。如此坐15分钟，如果可以坚持，则时间可延长到

20～30分钟。初坐是没有什么感受的，但随着时间的推移，我们可以感受到温暖的气体在腰部穿行。当我们可以感受到这股暖气流的时候，便要用意念将它直接送至阴跷穴。通常来说，这股暖气流即人体的真气运行，在它到达阴跷穴时，我们会有一种非常舒服的感受，即使这种感受非常微弱，但却是实实在在的。庄子曾说："真人呼吸以踵。"这里的"踵"其实说的就是阴跷穴，阴跷脉通畅了，身体会达到一种"真人"样健康的程度；反过来说，要想阴跷脉通畅，就得会呼吸。

当我们有了这样的能力时，阴跷脉才会被真正打通，并将温暖之气输送到全身。此时是人的精气神在体内运化的过程，全身由内而外有阳气不断升起。所以，道家又称之为"种阳法"，足见小小静坐的功效了。

阳跷——睡眠问题就找它

阳跷与我们的睡眠息息相关，入睡困难、失眠、睡不醒这些都来自于阳跷的失调。想要改善睡眠，最好的方法就是自己动手为它做按摩，沿着腿部外侧，每天轻轻敲打一遍，随之而来的，当然是好睡眠、好气色了。

中医认为，人的身体是对应的，就像有阴就会有阳一样，人有阴跷脉，自然也就会有阳跷脉，它的循行路线和阴跷脉的相似，从脚到头，但是走的是阳面（即人体外侧）。《黄帝内经》有记："阳跷者，起于跟中，循外踝上行，入风池。"从中我们可以得出，阴跷与阳跷皆出于脚跟，只不过阳跷的方向与阴跷相背而行，是由脚跟外侧足太阳经上的申脉穴上行到脚踝外侧，沿着小腿外侧向上，经大腿外侧到胁肋的后面，然后到达头顶，再向下绕到脖子后，止于风池穴，这里刚好与督脉会合，全线与十二正经的 12 个穴位相交。

阳跷脉有问题所引发的毛病与阴跷相似，因为它们都联系人的眼睛、大脑和咽喉，所以《黄帝内经·灵枢》记载："阳气盛则瞋目，阴气盛则瞑目。"意思是阳跷脉的阳气太足就会让你无法睡眠；而如果阴跷脉的阴气太足压抑了阳跷脉，那你就睡不醒。这也就说明，睡个好觉与阴跷、阳跷密切相关。它们如果不能正常运行，那也就没有办法保持良好的"昼精夜瞑"了。不但如此，人的肢体运动也起于此，李时珍在《奇经八脉考》中就认为，阳跷、阴跷可主一身左右之阴阳："故阳跷患病，阳气偏亢则目内眦赤痛，或失眠而狂走"，所以阳跷脉关系着一个人是不是能保持正常的行为。

有一个年轻的白领女主管经朋友介绍来找我，一见面就大倒苦水说："医生，这一年我过得真是太苦了，晚上基本睡不着，早上又得早早醒来，越想睡就越睡不着，而且夜里小便还频繁得很，这样一段时间下来，我整个人每天都是无精打采的。上司前几天还对我说，工作压力太大的话就调个岗位，这不明摆着要降我的职吗？"我听着她的种种苦恼，然后看她的舌苔，有白沫状的分泌物，舌苔明显增厚，舌边尖部很红，刚好还有一个未愈的溃疡。我问她："小便除了量多，还有其他问题吗？"她说："颜色不好，感觉很黄。""那大便肯定不好，月经也不好吧？"女主管立刻说："两个都不太好，每次大号总有不尽意的感觉，月经量好像比之前少了很多，而且腰部也酸疼得厉害。"

号过脉之后，脉象显示脉弦滑小数，显然是阳跷脉经气旺盛的问题。我按了她的阳跷脉与手阳明经交汇的两个穴位——肩髃穴和巨骨穴，有硬结，而且她疼得严重。于是，我建议她做针灸，并告诉她："这比起吃药效果不但快而且绝对标本兼治。"虽然她一开始怕疼，不想进行针灸治疗，最后经过考虑还是同意了。结果，一个疗程下来，她就可以入睡了，两个疗程之后，她其他的问题也跟着缓解。对此，她心服口服，说："没想到针灸还有这样神奇的作用，比用药物强多了。"

《黄帝内经·灵枢》有记："病而不得卧者……卫气不得入于阴，常留于阳，留于阳则阳气满，阳气满则阳跷盛，不得入于阴则阴气虚，故目不瞑矣。"这句话简单、分明地讲述了人失眠的原因。那位女主管睡不安眠，又带有上火症状，而且在自己的身体上已经形成了病候，引发了大小便、经事的变化，可见阳气冲盛。如果单纯用按摩的方法，则自然也可以起到作用，但效果绝对没有针灸快。虽然我们常说"病来如山倒，病去如抽丝"，但对这样已经形成了症状的问题，就得加快速度去改善它，只有让病人提升精力，她才有与问题进行对抗的能力。

普通人日常对阳跷进行养护还是很方便的，平时自己沿着腿的外侧，由下向上用空拳轻轻敲打即可，时间长了，不但腿脚好，而且可以让人睡得香甜。有失眠等睡眠问题的人也都可以从阳跷上寻找并解决问题。首先，可用手指沿阳跷脉的循行路线按压，有的地方特别疼，有的地方有下陷或者是硬块，即问题的症结所在处，要对这些地方多加按摩和敲打，当疼的地方减轻了、硬块散开了，睡眠也就不成问题了。

最后，提醒一点，对阳跷脉的按摩不提倡天天进行，特别是体质虚弱的人，隔几天按一次就好，以免身体吃不消。因为，不管是阳跷还是阴跷，对于体虚者来说，太旺与太弱都会对身体造成伤害。

阳维——快速改善感冒痛苦

头痛、发冷、发热、心神不宁，种种感冒症状的根源其实都来自于阳维脉的不通畅。阳维脉是人体阳经的统领之官，有维系、联络全身阳经的功效，它不通畅，身体自然就要受风寒之苦。阳维脉的养护其实很简单，只需沿着阳维脉轻轻敲打，并将痛处揉开，就可促进阳维脉的畅通，进而起到缓解感冒的作用。

在奇经八脉中，有阳维脉与阴维脉两条相互合作的脉络，所谓"维"，即"维护"的意思，更是"联系、连接"的意思。所以阳维与阴维都是维系人体经络的经脉，起着溢蓄气血的作用。阳维总管着人体的阳经，阴维自然就主管阴经了。如果它们不通畅，其他经脉的通畅就会出现大问题。

阳维脉起于人体诸阳之会的金门穴，再从金门穴起，在外踝向上 7 寸会于阳交穴，然后继续向上，一直到髋关节，从胁肋后面到肩后部，接着出于前额发际的本神穴，最后绕回到督脉哑门穴相会合。全脉共计 23 个穴位，其中有 10 个穴位是分布于脖子、头部的。因此，一旦发生不通的情况，人往往会感觉发冷、发热、外感热病等症。除此之外，偏头痛、胁肋痛、耳鸣、耳聋、面神经炎、肩周炎、甲状腺炎等症状的出现，也都与阳维脉有关。

前段时间与朋友小聚，刚好其中一位女性朋友感冒了，鼻塞、头痛。她看着我开玩笑说："都说人一生要有个医生朋友才行，可此时此刻对我来说，有个医生朋友不是关键，关键是要有个西医朋友才更好。"我问："为什么这样说呢？"大家都笑起来，说："这还不知道？她怕明天去吊盐水花钱呀。"我也跟着笑，笑过之后对她说："你不知道中医治感冒不用花钱就可以吗？"朋友立刻睁大眼睛："真的假的？"我神秘地笑一下，说："你可以试试，来，跟着我做。"

我先是沿着自己的阳维脉进行轻轻敲打，朋友跟着做，只见她时而皱眉，时而咧嘴，我知道她敲到自己的痛处了。敲过之后，再自然伸开双手，轻轻抱于后脑部，接着用两个大拇指分别按在风池穴上，嘴里还一边提醒她："稍加用力，来回推压。"只听她叫："不行，好疼啊！"我说："那就对了，接着按。"这样一直按到风池穴发热，然后才停下来，我问她："感觉怎么样？"她短暂地感受一下，突然说："哎呀，好像鼻子通了啊，头也不那么痛了。"我说："回去后再做一次，顺便敲阳维脉的时候把疼点着重按摩一下，睡个安稳觉，明天继续照此做，保证你很快就好了。"大家都围着我们俩，一边跟着试验还一边问："这真的管用吗？"

事实是，第二天一早，朋友就发来了短信，说自己这次感冒竟然没像以往一样一病一星期才好，现在已经神清气爽地上班去了。

为什么感冒了敲打阳维脉这样管用呢？其实，这再好理解不过了。对于阳维脉的影响，中医典籍《难经》记载说："阳维为病，苦寒热。"

这就是说阳维出了问题，人就会发热、发冷，这正是感冒的症状。反过来说，想要祛除感冒，调理阳维自然也就大见功效了。利用阳维脉治病的效果非常直接而迅速，且不仅仅限于感冒等头肩问题，因其还联系到腰脊、下肢，对治疗这些部位的病痛也同样颇为有效。《黄帝内经·素问》曾提到利用它治疗腰痛的案例："阳维之脉令人腰痛，痛上弗然肿，刺阳维之脉。"

调理阳维脉不仅有助于治疗各种疼痛等小问题，对于一些情志之症，也同样颇为有效。比如，女性会因为内分泌的改变而出现心烦气躁、脾气暴躁等情况，这时完全可以通过按摩阳维脉来缓解，特别是那些因更年期的到来而出现疲惫、抑郁、焦虑等不适的女性，只要平时经常用按摩槌或空拳敲打阳维脉，就可改善这些不适。当然，有针对性地按摩会更理想。在按摩的时候，可以从手臂背侧的外关穴开始，这个穴位在腕背横纹上2寸的地方，按到它的时候会感觉有酸胀感。这时要多揉多按，直到酸胀感消失，然后双手对搓至手心发热，放到腋下向前胸搓擦，慢慢向腹部移动，一直到肚脐水平的地方停止。这样反复进行，以手掌根用力。多做几次就会感觉气缓胸宽，心情也舒畅多了。

为什么调理阳维脉对于情志问题也有帮助呢？原因很简单，情志气郁就是气火过旺，阴阳不能相维。所以敲打它，让它全线通畅，自然就有助于情绪上的疏散，进而改善治疗各种情志问题了。

阴维——胃痛的克星

胃病十人九带，自来就是老大难的问题。不仅如此，胸痛、肚子痛等问题多半起于阴维脉的失调。想要改善、治疗这些问题也很简单，只需按压调理阴维脉即可。特别是胃疼时，用力揉开府舍穴与足三里，保管很快得到缓解。

阴维脉是与阳维脉相对应的一条总管人体阴经的脉络，李时珍在《奇经八脉考》中记载："阴维起于诸阴之交，其脉发于足少阴筑宾穴，为阴维之郄，在内踝上五寸踹肉分中，上循股内廉，上行入少腹，会足太阴、厥阴、少阴、阳明于府舍，上会足太阴于大横，腹哀，循胁肋会足厥阴于期门，上胸膈挟咽，与任脉会于天突、廉泉，上至顶前而终。"这段话告诉了我们阴维脉的循行线路，筑宾穴就在内踝向上5寸的地方，而沿着筑宾穴向上到大腿内侧，然后入腹部，从胸部穿过，在颈部与任脉相会合，阴维脉的循回之旅也就此完成，整条经脉共计14个穴位。

阳维脉若不通，则人会发热、发冷。阴维脉不通，则易出现胸腹部不适。正如《难经》所记："阴维有病，苦心痛。"吕广注："阴为荣，荣为血，血者心，故心痛也。"《奇经八脉考》引张洁古释："荣为阴主里，阴维受邪为病在里，故苦心痛。"

阴维脉联系着心包和腹部，一旦阴维脉有了问题，人体往往易出现心痛、胃痛、胸痛、肚子痛等病症。因为阴维脉主要维系阴经，也即血液的循环，心主血，阴维脉不足，心失所养，自然也就心胸隐痛了。此外，忧郁、心神不宁、精神疲惫等表现也多与阴维脉失养或不通畅有关。

一天上午，我刚坐下，还没来得及打开手边的病例来看，一位40多岁的男子就闯了进来，嘴里叫着："医生，你快给我看看吧，我胃疼了一晚上，现在感觉整个前胸都疼起来了，吃了药也不管用。"我忙让他坐下，问："之前疼过吗？"他说："老胃病了，可是没这么厉害过，吃了药都止不住，看来我这身体真该调理了。"一边说着，脸上则是一幅疼得坐不住的表情，额头闪着小汗珠。

我先给他号脉，马上就发现他脉象沉实。再看他痛不能支的样子，知道不先止痛是不行了，于是让他躺在医疗床上，然后慢慢用手指从上向下按压他的阴维脉，一边向前压按一边感受着里面的问题。当按到府舍穴时，他已经疼得大叫了，再到大横穴更有硬结，于是，我在此多下功夫，为他慢慢将硬结按开，与此同时，在他足三里的地方进行按揉。过了一会儿，病人平静下来，好像要睡着了一样。再继续按，一直有半个多小时的时间，我才让他起来。他捂在胃上的手这回也终于放下来了，说："真的不那么疼了，而且我心里真是舒畅啊。"我告诉他，胃病该治还得治，但这是一个长久的过程，要边养边治，平时自己在家里可以经常按按阴维脉，对于根治胃病会很有帮助。

胃部有个小小的不舒服，很多人往往并不怎么注意，但真的等到胃痛等胃病发作时，后悔就来不及了。这个病人的问题就在于发现胃病后没有及时看诊，以至于发展到了阴维脉堵塞，阻断了其他经脉的正常循行与运化，导致这一次的发作不仅限于胃部，甚至影响到了与之相连的胸部。

　　对于阴维脉的养护，也可以按压或敲打的方式来进行。阴维脉与阳维脉的共同合作，使人体的正常循行更顺畅，所以两者结合，养护效果会更好。另外，在手厥阴心包经上有一个叫内关的穴位，它直接通于阴维。位置就在手腕的内侧，掌长肌腱与桡腕屈肌腱中间，《黄帝内经·灵枢》称其为"两筋间"。虽然说它属于心包经，是流通心包经水的脉络，但因通于阴维脉，故它不通，阴维脉必然不得通。《灵枢》说："阴溢为内关，内关不通死不治，阴气盈盛于内与阳气相背，失于协调，心暴痛，胸部烦闷，隔中满。"所以它专门针对阴维脉不通所引起的心、胃疼痛以及气机阻滞等问题。如果我们在治疗心痛、胃痛时加上内关穴的同步按摩，那就真的事半功倍了。

　　为内关穴按摩时，可取一枚硬币，竖着放在两筋间进行滚动，我们会感觉到有酸胀之感，这样每次滚动半小时即可。别小看这个小小的穴位，其实它很神奇，对它的调理养护不但有助于缓解心痛、胸痛的问题，也对晕车、晕船等有良好的改善作用，同时，阴维脉会因它的助力得到真正的通畅。

第四章

常见病对"穴"来治，手到病就除

点按阿是穴，防治肩周炎

肩周炎是现代典型的多见病。所有人都知道它与不良坐姿有关，但就是改不了。现在，我可以告诉你一个好方法——点按阿是穴治疗肩周炎。所谓阿是穴，就是疼痛点（多位于病变处的附近，但也可在距病变处较远的部位）。无须对应穴位、经络，只要持续点揉疼痛处，待到疼痛缓解，肩周炎就可以跟着好起来了，就这么简单、有效。

肩周炎，又被称为"五十肩"，从名字可以看出，这个病的发病人群主要以中老年为主。但那只是过去，现在，肩周炎的发病人群年龄却有越来越小的趋势。很多年轻人不曾注意这一点，也不认为它是病；但它一旦发作，肩部又疼又肿又酸，不仅身体不好受，而且活动不方便，影响正常的生活与工作。

曾有一位 27 岁的男性肩周炎患者偶然来我这里，过来的时候抗着肩走路，一边走还一边龇牙咧嘴地吸着气。他坐下后依然斜着肩，忍着疼跟我说："医生，我的左肩昨晚上就有点儿疼，今天睡醒后不仅完全没法动了，更是疼得厉害。"我轻轻捏一下他的肩，他就疼得直叫，说："我贴了药膏怎么还这么疼啊，疼死我了。"我问他："以前有过这种情况吗？"他说："之前也曾偶尔疼过几次，但没这么严重。"年轻人都这样，问题轻的时候总想扛一下扛过去，等到扛不过去了，问题也就严重了。

他这是急性的肩周炎，我将它的药膏撕掉，看到下面还有拔过火罐的印子，笑着问："自己拔的火罐？"他不好意思起来，说："是我老妈拔的，感觉一点儿效果没有，就自己又贴了药膏，可也没什么用，实在疼得不行了，路上看到你这里就进来了。"这真是病急乱投医了，我说："我给你针灸一下吧，之前做过吗？"他吓到了，说："没有。会不会很疼啊？"这也是很多年轻人常见的表现，听到针就怕，我只好安慰他说："不用怕，不会比你现在这情况更疼的。"就他目前这样状况来说，针灸应该是最快的方法了。于是，我找准他右肩的绝骨穴刺下去。病人低低地闷叫了一声，很快适应了。不过在我针完的时候，他又叫起来："医生，我是左肩疼，你怎么针灸我的右肩啊？"我也笑起来，他太紧张了，都针完了才感觉到针的是右肩，我没回答他的问题，而是问道："你现在感觉肩疼得还那么严重吗？"他稍动了下左肩，惊讶地说："呀！真的比之前好了很多。怎么会这样？"我并没有直接回答他，而是让他第二天再来灸一次。到底是年轻人，第二天再来时，整个人的感觉就大不一样了，肩膀已经灵活不少，我告诉他以后就不用再针了，但是回家后，可以自己或让家人帮忙，点按右肩的疼痛点，会有助于肩膀更快好转，就是以后再出现这种状况，经常点按阿是穴，也即疼痛点（多位于病变的附近，但也可在距病变较远的部位，如上面提到的左肩疼，而阿是穴却在右肩），对于改善肩周炎是很有帮助的。

这一方法源于《黄帝内经》，书中曾经记载"巨刺法"，就是左病右治、右病左治、左右交叉取穴治的方法。"邪客于经，左盛则右病，右盛则左病，亦有移易者，左痛未已而右脉先病……"这几句话明确说明了这种方法的治病原理：邪气侵袭到经脉，若左边的经气较盛，则右边的经脉会更易受到影响；反之，若右边经气较盛，则左边的经脉更易受影响；但是也有左右相互转移的，左边的痛还没下去，右边又病了。

所以，"故善用针者，从阴引阳，从阳引阴，以左治右，以右治左。"也就是说，针刺右侧穴位，可治疗左侧疾病；针刺左侧穴位，可治疗右侧的疾病。之所以有这样的效果，是因为人体的三阴三阳经脉，左右交叉，互相贯通。所以，左右交叉而取穴针刺，可以牵引气血的正常循行，调节阴阳，达到缓解疼痛及治病的目的。

这种针灸法不但可以改善肩周炎，而且见效快，同时，对牙疼、落枕、关节扭伤等症也有较好的治疗作用。遗憾的是，这种方法不是一般人都能操作的。但我最后提到的点按阿是穴的方法，不仅简单易操作，而且同样也是促进气血运行、改善肩部不适的好方法，尤其是肩周炎不是特别严重时，效果会更明显。

再说一遍操作方法：当你肩周炎发作的时候，如果是左肩疼，那就用手指在右肩最疼的部位，也即阿是穴做按摩，不需要去管是什么穴位，感觉哪里最疼就按哪里，直到痛点得到缓解，那么你的左肩疼痛也会随之缓解。依此法，如果是右肩疼，就从左肩上寻找痛点。平时肩膀累了、酸胀了，用此法也同样有很好的缓解作用。

偏头痛频发，从足部治起效果好

"头痛医头，脚痛医脚"是人们用来讽刺庸医的一句俗语，那么遇到头痛时，高明的医生会怎么办呢？医脚吗？这个答案还真是颇有道理的。偏头痛发作时，从脚下找方法还的确是止头痛的好方法。按揉脚底，特别是脚底的金门穴和足窍阴穴，每天10分钟，可有效改善频发的偏头痛。如果结合足底按摩再泡一下脚，效果就会更好。

说起偏头痛，很多人都可能深有体会，尤其是女性。不管是由生活压力引起的还是由刺激或者遗传引起的，偏头痛已经成了现代人难以回避的常见健康问题。一个小小的偏头痛，虽不至于对身体的整体健康产生大影响，但却可能给人带来身体、精神、睡眠及心理上的多方面不良影响。

在中医眼里，偏头痛是头部经络不通所致，《黄帝内经·灵枢》中就有这样的记载："营在脉中，卫在脉外。"所谓营与卫，即为调节血管收缩输送之用。当人体有湿邪之症、痰湿壅盛、肝阳上亢时，则脉络营卫不和，脉络的通畅发生异常，偏头痛随之发生。

　　虽然偏头痛的病理掌握起来并不难，但真地将它去除却实为不易。我当年中医学院毕业后，在一位很有名气的老中医手下实习，曾跟着老中医接触过一位患有偏头痛的女性病人。病人也就30多岁，一进来就愁眉苦脸地问医生："医生，我左侧偏头痛，已经有一年多了，有时还好，有时疼得厉害，中药、西药、针灸等方法都试遍了，效果却总不理想，真把我折磨死了啦！我就想问您一句，这病能不能彻底治好呢？"老师为她号了一下脉，又看了一下舌苔，问她有没有干呃、口苦等症状，患者证实是有的。

　　老师并没有为她开止痛的药物，只是开了副理气的中药，然后为她脚上的金门穴及足窍阴穴做了按摩。老师用的力道并不大，但点上去之后病人却大声叫痛，老师再放缓用力，点按了十几分钟，然后让她自己回去照着点按，每次10分钟，一天两次，力度不可过小，以能接受为宜，过两周再回来复诊。女病人惊问："这样就行了？这和偏头痛有关系吗？"其实这也是我想问的，虽然我知道足部的穴位与头有对映反射，可当时还是第一次看到这样的治疗方法，所以心中有很多不解。

　　女病人带着一肚子的不解离开后，我再三地追问老师原理，老师这才说："《黄帝内经》曾有记，头半寒痛，先取手少阳、阳明，后取足少阳、阳明；刚才那位患者的症状主要是气血运行不通，加之肝经循环不畅造成的，所以我开了理气的药给她，而按摩穴位则直接让她经络相通，这宽胸理气、通经活络的方法正对她的病症呀。"

　　我这才明白，这正是《灵枢》篇中所说的"病在头，取之足"理论，金门穴有补阳益气、收泄水湿的功能，而足窍穴则可散火清热、活络经脉。老师的方法是从根本上打散病人的病灶，进而根除偏头痛。

果然，两周之后，女病人一脸欢喜地回来了，说："我这两周感觉好了很多，人感觉精神多了，而且睡眠一天比一天好，我以为这偏头痛要一直跟着我了，却没想到被这样一种简单的小方法治好了。"老师却说："还要接着按，以3个月不复发为好。"女病人千恩万谢地走了。

　　现在我也成了独当一面的医者，对于老师当初的做法不仅体会更深了，也明白了治疗偏头痛的最好方法，就是增强气血的运行，打通经络。根据我多年来的行医经验，不仅是偏头痛的治疗，其预防其实也需要从气血的运行上下手。偏头痛的预防以按涌泉穴为主，这是主肾经之大穴，每天对它进行按摩不但能通畅血液，更可有效防止失眠与偏头痛、头痛的发生。建议在按之前最好先泡泡脚，泡至脚发红再按会事半功倍。但要记住一点，饭后不宜立即泡脚，而且泡脚的时间以15分钟以上为宜。

腰痛、痔疮频发，龈交穴来帮忙

龈交穴是一个很不起眼的小穴位，它位于我们上唇系带的根部，一般腰疼、痔疮等症犯了，这里往往会生出白色的小肉粒。此时，我们只要用针挑开它，并将白色肉粒拨去，身体上的问题就会得到有效的改善。

腰酸背疼、痔疮、尿频……现代人常见的这些小病症，因为对健康的影响不大，扛着也能扛过去，所以几乎很少有人会郑重其事地对症治疗。俗话说"十人九痔"，这些小病的频繁发生，也给生活带来诸多烦恼。

我20多岁即将从医学院毕业时，因为要做的功课多，再加上实习，繁忙劳累使腰酸背疼也慢慢缠上我，幸好，自己按按穴位，也就强撑过去了。可是，有一次痔疮犯了，而且是内痔出血，想便不敢便，不便又不舒服。更烦人的是，大便不通，憋得心里烦躁得不行。第二天刚好是我导师的生日，几个同学一起去给导师庆生，大家纷纷大吃大喝，自己不但吃不进去，还得强颜欢笑看着别人吃，别提多难熬了。

导师看出了我的情绪不对，就问："你今天是不是有事情啊？有事就尽管去忙，不要因为我耽误了你的工作。"导师已经60岁了，精神矍铄，身体健康，平时也没少照顾我们。我看着他精神奕奕的样子，有点儿委屈地说："不是有事，是身体不好。"大家听了都笑起来，说："自己都要做医生的人了，什么大病让你这么过不去啊？"我当时还不好意思说，特别又是那样的场合，男男女女的同学都在看我的笑话呢。导师特别善解人意，把我带到另外的房间，问是怎么回事，我才告诉他自己痔疮犯了。他听完哈哈笑起来，说："我还以为什么大毛病呢！不过是个小痔疮，有什么大不了的？别担心，这是个再好对付不过的小毛病了。"说着，他从柜子里拿出一盒很精致的银针，取出其中一支，用酒精棉消毒后，掀起我的上嘴唇，说："你不只是有痔疮吧，最近是不是腰也不舒服啊？""啊，老师你怎么知道的？我前几天确实是腰酸背疼，我按了按穴位疼痛才稍轻了点儿。""看你唇系带上的这小白肉粒，我就知道了。"说着，他将银针轻轻扎下去，然后再转动针头一拨，接着说："好了，你明天自己再针一次唇系带上的这个龈交穴就能看到效果了。"我按导师说的，自己针了3天，痔疮果然痊愈了，连腰疼也都完全好了。

龈交穴，《黄帝内经》说它是"任督二经之会，足阳明胃经，入上齿中"。这个穴位就在我们上唇内与牙龈系带上的地方，它是任脉与督脉的交会点。平时，它是光滑细腻的粉色；如果它表现为赤色，则为疾病发生的征兆；而当它的位置上起出一颗小小的白粒之后，则基本可以断定患上了痔疮或腰痛。

龈交穴之所以会有这么大的作用，还是因为它所在的位置——唇系带。这条系带关乎着任、督二脉，而任脉起于会阴穴，经腹里，到关元，终于上下唇的承浆穴。督脉则起于长强穴，终于龈交之处。两条脉络

101

都与肛门有关，自然对痔疮也就有所牵动了，腰疼也是同样的道理。我们都知道，经络不通，身体必痛，要缓解问题，就必须把经络揉开。但龈交穴所在的位置，不仅不方便按揉，同时也有卫生的问题，所以针灸也就成了最好的方法。

通常来说，痔疮发作时，有些人的系带周围会突起大小不同的几个白色滤泡，这说明痔疮由不同大小的内痔核组成。白色滤泡位于系带左侧，则说明肛门的左侧有痔；而生于右侧，则说明肛门的右边有痔；如果滤泡在上端，则说明是内痔。滤泡若色白而透明，看上去柔软，则说明括约肌松弛，是由脱肛而引起的痔疮。如果滤泡色白而且硬，则说明痔疮时间较长了。

也许有人会说，要针灸，那就不能自己操作了吧，去医院也太麻烦了吧。其实，自己操作也不是什么难事，只要将针消毒后，挑破白色的滤泡，再将白色的液质物挤出就可以了。一般连针2～3天就可见效，严重者可延长到4～6天。如果没有针，则将牙签消毒后使用，效果是一样的。治腰疼时，如陈年的腰肌劳损，可配合委中穴与肾俞穴，三管齐下，效果会比单一针龈交穴来得更快一些。

"久坐伤肉"，肩背痛常敲小肠经

对于整天坐着的上班族、宅男宅女们来说，肩背痛、脖子僵硬都快成家常便饭了。为什么会出现这些症状呢？这些都与小肠经不通有关，是久坐惹的祸。如何才能改善这些不适呢？做法很简单。我们只需从手部开始，一直向上敲到肩膀，就可以改善久坐带来的副作用。

人在从事各种活动时都应把握一个合适的度——这是《黄帝内经》中反复强调的一个问题；否则，就会起到相反的作用。如，站得太多了会伤筋，动得太多了就会耗气，而一直坐着则易"伤肉"。现代文明的发展，让生活越来越便利，但同时也让人动得越来越少，先不说那些宅男宅女，只说普通上班族，每天8小时，绝大部分时间都是坐在电脑前。在这种情况下，不但"伤肉"是难以避免的，肩背痛、脖子硬等不适也是很多上班族的常见病。

前不久，我的一位同事抱怨说："现在有没有什么工作是动静皆宜的呢？可以不时地站站坐坐走走呢？让我不用一坐就一整天，连一点儿活动的时间都没有，每天这脖子和肩背都是僵的。"有的同事就笑他太贪心，整天坐着还嫌累。我说："你自己就是医生，这种事还不是都在你的掌握之中吗？"他诉苦说："真不行，碰到门诊量多的时候，想要站一会儿的时间都没有，更别说走动了，我这脖子一天下来都是僵的，绷得紧紧的，像直了一样。""那就工作之后补救呀！总不能这么放任下去。"我无意地说了这么一嘴，他却立刻听进耳朵里去了，说："看来你是有什么自我缓解的秘诀了，快说来听听。"其他同事一听也都竖起了耳朵。看他们一个个认真的样子，我不禁哑然失笑，说："敲小肠经呀！这对你们也叫秘密吗？"大家不约而同地"哦"了一声，似有恍然大悟的意味一般。

我自己在生活中就经常敲打小肠经，相信我的同事们不是不知道这样做的好处，只是日常的工作及保养习惯，让他们把这个办法给丢一边去了。也难怪人们总说："医生只医别人，对自己却没办法。"而我这个习惯还是跟我的老师学的，她今年已经86岁了，仍然每天神采奕奕的，从来就没听她抱怨过肩、背、脖子不适的问题。因为她早就形成了一套自己专属的养生法则，并每天坚持，敲小肠经就是其中一项。

小肠经起于少泽穴，止于听宫穴，共19个穴位，其中11个在肩部。由此可见，它对于肩背、颈椎的影响有多大。我们平时出现落枕时，按按小肠经上的少溪穴，就能缓解落枕带来的痛苦，其原理也就是对颈肩上经络的调理。肩背疼、脖子僵也是同理，原因就在于坐的时间太久了，使经络循行受到制约，导致气血不通。《黄帝内经》说小肠经是"受盛之官"，有"化物出焉"的作用，胃输送来的食物，经小肠的加工，分清泌浊，清者化生成气血、津液，给全身供应营养；浊者通过大肠、膀胱以二便的形式排出。在气血、津液运行畅通的情况下，各经络受到滋润后，痛也就自然没有了。

那么敲小肠经具体该怎么操作呢？首先，要找对穴位，从小指上的少泽穴开始，可以单手分别操作，也可左右两手相互敲打，从下到上，一直敲到小臂中间的支正穴；这样敲打不但能放松这一段的肌肉、软组织，同时也有助于畅通整条经络，改善肩颈的僵硬感。接着，继续敲打至肘部的小海穴，并点按2分钟，继续向上或敲打、或按揉、或点按至耳下的天容穴。

在敲按小肠经的时候，最好保持端坐挺直的姿势，以减少腰椎的压迫感，同时使肩部处于放松状态。从下往上按的时候力度不用太大，每个地方以2～5分钟为宜。通常我们按到一定的时间之后，会感觉背部有一种温润的暖气上升，感觉是从皮下透出来的热，这时，整个肩臂部的肌肉会感觉非常舒适，酸痛感很快就不见了。

此外，如感觉一人操作不便，则可以两个人对按，这时，可以不仅限于小肠经，还可以扩大到手三阳和背部，效果会更加明显。另外，因为小肠经的工作时间是在下午的1～3点，所以在这个时间段里进行按揉，效果自然也会更强。

胸闷心烦，按压太阳穴

出现胸闷、气短、心烦、坐立不安等状况时，你会怎么办？可能很多人都是默默地忍过去了。其实，中医对此早有解决的办法——自己按揉太阳穴。按揉时先顺时针按上几圈，然后再改逆时针按揉几圈，这样来回按上10分钟，症状自然会逐渐变轻。

中医认为，养生重在情志，其次才是运动与食疗的辅助。《黄帝内经》则认为"治未病"情志先行。因为一个人哪怕有再好的生活习惯，如果心理一直不能平衡，那么对脏腑肯定不利。怒伤肝，忧伤脾，过多的忧虑与愁思会让我们肝气郁结、胸气不得舒展。情志不畅会滋生百病之气，但现代人的意识中往往不曾注意到这点，也往往不能自已。如困扰越来越多现代人的心情抑郁，不仅病情越来越普遍，患者的年龄也呈越来越低的趋势，形成现代社会的一种新的常见病群体——"抑郁症群体"。

我接收过最小的自称有"抑郁"的病人只有17岁，是一年春天时，一位母亲带过来的女孩子。人长得清清秀秀，可就是脸色苍白且全无精神。摸一下脉，没有明显病症，但心跳快慢不均。我问她："你感觉哪里不舒服呢？"她看看自己的母亲，再看看我，有气无力地说："我肯定是得抑郁症了，每天都感觉高兴不起来。"这样的话，我听说过太多次了，可是从一个中学生的嘴里听到还是有些不是滋味，就说："你没有抑郁症，只是给自己太多压力、思虑过多使身体略有不适罢了，只要调理一下身体就会好转的。这样，你告诉我你身体都有哪里感觉不舒服。"她用手抚着自己的胸口说："感觉这里老闷着一口气，闷得要死。尤其是下雨天，不仅闷得慌，心情也会特别压抑，完全高兴不起来，觉得自己并不是一个多愁善感的人，这样肯定是病了。"我告诉她，完全不用有这样的担心，再有这种感受的时候，不用急也不用慌，用双手按住太阳穴，来回按摩个 10 分钟，感觉就会不一样了。

中医认为，过度的情志变化和生理的变化是有一定关系的，"伤春"之说就是其中的表现之一。春季本就气候多变，乍暖还寒的时候，北方多风，南方多雨，人体的阳气受外界风湿的影响更难以发散，导致正处于旺盛状态的肝气难以舒发，人的情绪自然而然就会受到影响了。原本抑郁的人会更加抑郁，而不抑郁的人则易因肝经不通畅而出现情绪低落、焦虑等不良情绪，随之出现胸口的压抑烦闷也就不奇怪了。

当然，这种状况并不只是春天才会发生的，肝经不通畅的人平时也可能出现这种情况，春天时会更加严重些罢了。其原因就在于肝为"将军之官"，肝经受限，人的气血则逆行，如此又怎么可能不情绪抑郁、胸堵心闷呢？到了肝气舒发的春天，这种问题发作得更为频繁一些而已。

当我们感觉胸堵心闷时，从太阳穴下手可以给情绪一个宣泄的突破口。太阳穴是人体重要的穴位，穴位下分布着很多血管，包括脑膜前后动脉以及皮质动、静脉等。它可以说是让人大脑充满活力的血液之源，不但刺激大脑的清醒，还能止痛、提神、消解人体疲劳感，让人疲劳的精神回缓。因此，中医典籍称按摩太阳穴为"回春法"。

找太阳穴的位置时，可以从眉梢开始，向耳朵处平行，行至三分之一处时，会摸到一个骨缝的凹陷部位，这就是太阳穴的准确位置了。按摩太阳穴时，应上身挺直，端坐于椅子上，集中精神；然后双手对搓至发热时，分别放于左右太阳穴上，稍微用点儿力气，顺时针按摩20 次，接着再逆时针按摩 20 次。这样来回按摩 10 分钟，不仅可使情绪恢复稳定，胸口闷堵的感觉也会在不知不觉中消失。

如果你觉得只按太阳穴效果还不够明显，则可以配合上合谷穴一起按摩。此穴位在我们大拇指与食指的连接——虎口处，可治疗人无情绪又不愿开口说话的问题。同时，还可以搭配上双乳正中间位置的膻中穴一起按摩。膻中穴，《黄帝内经》说它"宗气之海，善治气病"，按摩这个穴位对调气降逆、宽胸利膈非常有效。按摩这两个穴位时，最好以指法进行，按合谷穴是用一只手的大拇指与食指对掐另一只手的虎口，20 下左右即可；而膻中则用指关节上下擦，以 100 次为宜。

整天睡不醒，按压指尖提精神

　　工作、生活等各方面的压力越来越大，再加上睡得越来越晚，导致很多现代人整天处于睡不醒、没精神的状态中。第二天工作没精神怎么办呢？有一个提振精神的小窍门——用拇指指甲用力按压一下中指指尖的中冲穴，或者用中指的指尖轻轻撞击桌边、桌角。这样就可以很快赶跑瞌睡虫，恢复精气神。

　　现代人压力过大，导致很多人都有睡觉问题，或者是晚上睡不着，白天睡不醒；或者是晚上熬夜，白天没精神。另外还有一种人，他们晚上睡得不错，可是白天一样睡不醒，动不动就打瞌睡，坐个地铁、挤个公交都能打个盹儿。人们说这样的人心宽，所以总是睡眠格外好。但事实却未必如此。一个人不管是因为缺觉还是爱睡觉，但凡没事总打瞌睡，都未必是好现象。要知道不同经络是有不同的活动需求的，如果一个人一天到晚地睡，那么蓄养与消耗又怎么成正比呢？所以，不要小看了睡眠，睡太少或睡太多都不好。这不仅可影响工作还可能影响到生活，要及时地治愈它才行。

前一段时间，我与朋友们聚会，其中一个平时应酬较多的小李一落座就对我说："我真后悔当初选了这一行，晚上经常性地熬夜，每天觉都不够睡，现在身体严重不适。这次我可就冲你来的，你可得给我好好调一下。"旁边就有朋友起哄说："那是你工作能力太强了，像我每天好睡得很，坐下就恨不得睡着了，前几天我开着车等个红灯的工夫，居然打起瞌睡来，坐在那里被后面车的司机猛按喇叭，差点儿把交警给招来。"

这位朋友的一席话惹得大家都笑起来，说："你可别在高速公路上打起瞌睡来，这可危险着呢。"一句话提醒了他，他立刻就回身问我："有没有什么方法不让自己打瞌睡的？"我笑着说："别急，咱们一个一个来。小李，你需要好好调理，回头咱们单独说。至于这治打瞌睡倒很简单，我现在就可以教你个简单又有效的小方法。"说完，我一边拿起他的手一边拿起一根筷子，然后对着他中指的指腹顶部按了几下，他疼得大叫着："这就管用吗？可有点儿疼啊。"我说："疼就对了，按到不疼了你就不困了。"他自己用筷子点按，大概过了3分钟的时间，说："现在感觉不那么疼了，不过人是真的感觉精神很多，这事还挺神奇的。"

其实也没什么神奇的，他按的地方就是心包经中的中冲穴。《黄帝内经·灵枢》说："中冲穴，手中指之端也。"这个穴位在左右手中指指腹顶端，汇集了心包经的高热之气，因其由体内外出体表时是冲射之状而得名。也就是说，心包经的高热之气就是由这里冲出体表的。

我们都知道，经络是人体气血通畅的保障，而心包经又是人体君主之官，本就主血脉；而中冲穴在心包经的第九个穴位处，这个位置不但有动脉、静脉网分布，还有正中神经的分支，对中冲穴的按压就是简单的经络疏通，按摩之后，会使人体的气血调畅并各司其职，进而起到苏厥开窍、清心泄热的效果。正如《黄帝内经》所说："血脉和利，精神乃举。"

平时经常会瞌睡、精神不振的人，都可以自己左右手相互按摩此穴。按的方法也很简单，我们可以用手指对按，也可以找一个圆头的工具做帮助，比如我们吃饭的筷子、写字用的笔，取比较圆大的一端，在中冲穴上按1分钟，然后再换另一只手，这样分别交换着按摩即可。

需要提醒的一点是，有的人在按摩时，可能会感觉到左右手的疼痛感不一样，这是因为人体的经络不能统一而论。但这并没什么大问题，你只要将感觉疼痛严重一侧的穴位多按一会儿，持续到与另一侧的疼痛度差不多即可，这样也就自然可以促进气血通畅，祛除瞌睡小毛病了。

最后，还必须要说的是，中冲穴不但能提精神，还能对抗中风昏迷、舌强不语、头痛、心痛等问题。这是因为中冲穴位于心包经的末端，经常按揉，有祛心火的作用，所以对五脏的问题都可以有效缓解。平时无事时，我们可以多按中冲穴，用一只手的大拇指对着另一只手的中冲穴进行快速的切按、捻动，1分钟100下左右，力度不大不小，以自己可以承受的痛度为前提条件。在按的过程中，我们会感觉到胀热或者跳跃的疼感，这是病灶回馈给我们的反映。长期坚持按摩中冲穴，对于五脏，尤其是心脏问题会有很好的改善作用。

小腿静脉曲张，点压承山穴和涌泉穴

　　小腿静脉曲张，不仅有碍美观、痛苦，还可能给腿部带来永久的伤害。所以，患了静脉曲张不可轻视，须积极防治。其实防治静脉曲张可以很简单，经常按摩一下承山穴和涌泉穴，就能让它变得好起来。每天自己用手指指尖或指骨按揉这两个穴位10分钟，每天2～3次，长期坚持下来，你会慢慢发现，原来青筋凸起的小腿变得平滑柔和了。

　　久行、久站、久蹲及药物作用、长期的寒冷潮湿等，都可能给静脉造成负担，带来伤害，现在比较多见的小腿静脉曲张就是其常见后果之一。中医总是提倡劳逸结合、动静结合，过分的动与静都会让身体受到伤害，正如《黄帝内经》所言："度勿使过。"可是，在生活中，难免身不由己。对于那些已经发生了小腿静脉曲张的人来说，他们又该如何自我救治呢？有一个很简单的方法：穴位按摩。

　　曾有一个40多岁的女病人来找我看病。我在教她找腿部的穴位时，却发现她的小腿部肿胀严重，皮肤看上去很薄很透，血管凸出如虫，呼之欲出。我不禁问道："你这小腿上静脉曲张这么严重，怎么也不治治？"她却轻描淡写地说："这都是工作留下的见证，反正我也不穿裙子，就随它去吧。"原来在她眼里，静脉曲张这种问题根本就是由劳碌所致的，除非不干活才能改变。那一刻，我作为医生，对疾病不能视而不见，于是我告诉她："不要小看这个问题，严重了不只会痒会疼，还会脱屑，经常抓挠就会破，就会感染，进而变成溃疡，甚至影响行走。这可不只是穿不穿裙子的小问题，而是与你的健康直接相关的大事。"

这位病人无奈地叹了口气，说："可是以我的现状，是没有这份钱去治好它的，最多也只能保持它不加重了。"我听着这话有几分心酸，生活有时候就是这样，我们健康时便拼命地透支，为的是买生活的一点儿安逸，却在老了之后再用所有的钱去换一份健康。我告诉她："有时候只要有心，不需要花钱也能健康。像你的问题，平时只要多按一下承山穴与涌泉穴，就可以得到很好的改善。"听了我的话，她回家后一直坚持自我按摩。过了十多个月的样子，我都差不多已经忘记了这个人、这件事，她却带着一大包东西来看我了，说："我没有想到，自己这老毛病还能不花钱就治愈。"说着挽起裤脚让我看，小腿的问题确实缓解了不少，没有凸起症状，情况相比之前好多了。我嘱咐她说："你后面还要继续按，巩固加预防，因为你的工作性质还不免会给你的腿带来压力。"病人带着满心的感激离开了。

那么，小腿静脉曲张是怎么形成的呢？为什么按摩承山穴和涌泉穴就能起到防治作用呢？中医认为，小腿静脉曲张的根本原因在于膀胱经的不通，不管是你长时间地行走、站着还是坐着，一个姿态久了，势必会造成膀胱经的负担。而承山穴正是膀胱经上的大穴，它位于小腿肚子上，取穴时可从脚跟部沿直线上推，至小腿中部的肌肉下陷处，也就找到了。平时如果伸直小腿，绷直脚跟，小腿后面最突出的地方有一块凹陷，就是承山穴。

涌泉穴更是好找，就在我们的脚心，《黄帝内经》说："肾出于涌泉，涌泉者，足心也。"也就是说涌泉穴是位于足底，从大脚趾、二脚趾的缝隙下行，至全脚的三分之一处，寻找起来不用费力气。这两个穴位都有促进下肢疏通的作用，对它们进行按摩就可以刺激局部神经末梢的敏感度，让神经得到增强，促进人体内血液的循环和畅通，不仅让静脉、动脉都相安无事，也会让人的腿脚更有力、更灵活。

至于按摩手法，也并不难，因为这完全没有时间的限制，也没有季节的约束。比如在晚上，或者平时有时间，我们就可以对这两个穴位进行按摩。按的时候以手法方便为宜。比如承山穴，我们可弯曲食指，以指骨顶按，按1分钟停一会儿，然后再继续……直到承山穴的胀满酸疼感消失即可。对涌泉穴的按摩则建议在热水泡脚之后点按，力度以酸胀感可接受为宜。按摩时，可以自己操作，也可让家人帮忙。按的时候可从承山穴开始，按完之后下推至涌泉穴，这样反复进行，静脉之瘀也就得到缓解了。

不过静脉曲张是由长时间的瘀堵所致的，想要立竿见影起效果是不可能的。还是那句话：只要功夫深，铁杵磨成针。坚持每天按，让坚持变成一种习惯，慢慢地，你就会看到小腿的变化了。

减缓心跳过速的"英雄"——侠白穴

在我们的胳膊上有一个被称为"英雄"的穴位——侠白穴，它可以帮我们很快地止住心跳过快带来的不舒服甚至是虚脱感。方法很简单：找到它，然后按住，用力地揉几下，狂跳不停的心脏立刻就变得平静了。

你是否有过突然出现的由莫名的激动、兴奋或是由害怕、恐惧而导致的心跳过速和心慌呢？那种心脏的大力"怦怦"的跳动声，让你心慌、虚弱无力得难受，什么事都没办法进行；严重的，让你干脆紧闭双唇，连一句话也不敢说了，因为你不免会担心自己一张嘴，心脏就要从嘴里跳出来。当然，这只是夸张的说法，但心跳过速给人心理上带来的不安与难过，绝对不是什么好感受。

前几天，我正在上班时，一位朋友打来电话问我："大医生，快帮帮忙，这心跳得太厉害了，感觉都快不受自己控制了。我该怎么办呢？"我忙问他怎么了。原来，这位朋友自己一直创业，打拼了这些年着实不容易。就在前几天，他的事业终于迎来了春天，公司公关部刚拿下了与意大利的一个大合作，过几天他这位老总就要亲自去签单。按理说这是好事，可关键就在于朋友的创业之路之前一直不是很顺利，忽然迎来这样一个大转机，他自然心绪澎湃，所以他虽然在员工面前努力装着淡定，但也激动得不能多说一句话。等到自己坐在办公室时，他本想平复一下情绪，可一想到即将到来的签约就紧张得不行，心跳都超速了，"扑通、扑通"的，生怕到时一激动把名字写错。

对他这样的事，我虽然没有经历，但对于心跳过速却有方法应对。我对朋友说："不用急，这事太好解决了。"他抓住救命稻草一样，说："快告诉我怎么办。"我说："把胳膊伸出来，在腋窝前纹下 4 寸的地方用拇指按揉，等到酸胀感缓解了就好了。"朋友在电话那头自己试验，按着按着忽然笑起来，说："我按着它再想签合同的事就淡定多了。"

为什么心跳过速用这样一个小招就能解决呢？我们不妨先来认识一下我刚提到的这个位置——侠白穴。

在我们前臂的内侧，肱二头肌桡侧面，腋窝前纹向下 4 寸的地方有一个小小的下陷点，这里就是侠白穴。《黄帝内经》记载："在藏为肺，在色为白；两手下垂，穴侠胸肺两旁，故名侠白。"侠白穴属肺经，可对肺经气血分清降浊，所以它又有着"水被挟挤下降，体内浊物变清白"的意思。

那为什么侠白穴可以使人镇静呢？中医认为一个人大凡心跳过速，不外乎来自于紧张、心慌、害怕、抑郁等因素，这些都会耗损人的肺气。肺气虚进而会导致一个人的心气耗损过度，同时也会降低人对外界事物刺激的承受力，心脏随之加速跳动以满足身体的需求。侠白穴有降清排浊的作用，它可以增补人的肺气，同时兼具宣散肺气、理气宽胸之效。通常，出现气喘不停、干呕恶心、情绪烦躁等表现时，都可以按揉这个穴位来缓解。

116

其实，道理很好理解。我们的肺经之气血是从中府穴开始沿着手臂一直到手的，侠白穴守在这条经道之上，对气血的清理作用刚好体现在宣降肺气上。也就是说，在正常的情况下，气血自然流走，而如果有了不好的物质产生，侠白穴就会及时"出手"，对其进行清洗和净化。正因为如此，人们又送它一个"英雄穴"的美称。

由此可以见，侠白穴不但能镇静心理，还能给人以坚定的信念。我们常说"胆大包天"，而一个人想要胆大，那势必需要足够的肺气支撑——肺气足，人才有饱满的劲头与力量。作为给肺补充气量的侠白穴，对于提升人的底气、增加自信的作用是不可忽视的。

你知道了侠白穴这个穴位的作用并利用好它，就可以轻松缓解心脏随时可能出现的小"骚动"。比如，当你感觉胸闷烦躁，或者因紧张而心跳过速，又不得不面对公众继续参与活动时，你就可以按揉一下侠白穴，一般有 2 分钟即可以见到效果。按揉的时候可先顺时针按 1 分钟，然后再逆时针按 1 分钟，这样来回做打圈状按揉，有助于效果更快、更好地显现出来。

此外，用于调理情绪的不平时，也可以采用艾灸法，艾条雀啄灸就可以，时间以 10 分钟以内为佳。

风池穴，身体自带的"防风墙"

想要防风寒少感冒，增强自身抵抗力才是根本。风池穴是给我们身体增强抵抗力的重要穴位，它就像竖立在我们身体外侧的一道"防风墙"。经常按摩此穴不但可疏散风邪，还能预防感冒，老幼皆适用，轻松又简单。

换季时节感冒最是多发，天一变，身体稍弱点儿的人，一时没注意，便不免喷嚏、鼻涕齐上阵了。受了风寒，感冒还是轻的，重者甚至可能出现卒中。所以，换季时节还是需要多注意防范风寒，尤其是体弱的幼儿和老人。那么如何防风寒呢？防风寒的关键又在于哪里呢？不是吃也不是穿，而是利用我们身体自己的"防风墙"。

现代人对于医药方面的知识越来越多，尤其是为人父母者，都知道"是药三分毒"，因为担心吃药对孩子身体的危害性，所以不想多给孩子吃药。可孩子身体又娇嫩，感冒、流涕的小病时有发生，于是就带着孩子来看中医，希望可以通过补养身体达到祛病强身的功效。这种爱孩子的想法没错，但是这种做法却不能说是对的，因为补身体并不是人人都适合的。

有这样一位家长，刚入秋时，带着孩子找到我，非让我给孩子开服膏方，说："您帮我孩子开服补身体的方子吧。这冬天眼看到了，我这孩子身体弱，好好补补，省得他到时候总感冒，又是打针又是挂盐水的，太受罪了。"我为孩子号脉之后，发现孩子体质非常平和，而且没有什么弱的地方，凭自身的抵抗力就完全能保持健康，于是就说："以孩子现在的体质，完全没有大补的必要，过分的补不是好事。"

家长显然对我的做法不理解，与我争执，说："身体好还会感冒？前几天就淋了点儿雨，就又是咳嗽又是发烧的，把我们这一顿折腾，我小时候可没这么弱过。"我只能和家长解释："身体再强也不一定就会不感冒，我们不能为了防感冒，就提前给孩子吃补药，这对身体不好。"不管怎么说，家长就是念叨着，一定要让孩子杜绝感冒。我见说不通，只好告诉他："你想孩子不感冒，那就每天为他按摩风池穴吧。虽然我不敢保证孩子从此不感冒，但肯定能防风寒，让他整个冬天都好过一些。"听了我的话，那位家长才半信半疑地带着孩子离开。

我给那位家长出的这个主意，可并非搪塞。风池穴是我们人体的"护城河"，如果它不受风寒，整个身体就能不受风寒的侵邪。《黄帝内经·灵枢》中有记："风为阳邪，其性轻扬，头顶之上，惟风可到，风池穴在颞颥后发际陷者中，手少阳、阳维之会，主中风偏枯，少阳头痛，乃风邪蓄积之所，故名风池。"风池穴位于头的后部正中线入发际往上1寸的地方，在脖子和头连接处有一个小坑，这就是风池穴。它属足少阳胆经，循胆经向头的各部及阳维脉游走，气血流经于此时转化为阳热风气，因此可将外部水湿之气胀散并化热输散于头颈各部，是专门守护脑部入风的屏障。此穴得到加强，那还有什么风寒可以越过这条"护城河"呢？所以人们把它看成"防风墙"是再形象不过了。

按摩这个穴位时，可用食指和中指，也可用大拇指，注意用力以有酸胀感为度，旋转按揉，约30下即可。每天一次，日久天长坚持下来，你就会发现自己与感冒风寒越来越远了。已经得了风寒者同样可用，按这个穴位有祛风散寒的作用，可以让感冒更快地好起来。

此外，若在按风池穴的同时，配合按揉风府穴，则效果会更好。如果说风池穴是身体的"护城河""防风墙"，风府穴就是身体的中央机构了。它位于风池的下方，发际中线两侧，左右各一个凹坑，与风池呈三角状。风府穴走于督脉，对它进行按摩就可刺激人体阳气发散。所以风池与风府相配合，是祛风寒的最佳方法。

如果嫌每天按摩太麻烦，则有一个巧妙的小方法，那就是梳头，这种方法尤其适用于那些身体健康又无风寒的人群。你完全不用每天专门做按摩，只需用梳子（一定要用木梳）沿着头发从前额正中往颈部梳理，每天坚持，每次来回多梳几次。这样不但按摩了风池穴、风府穴，也同时按摩到了头部的其他穴位，令身体保持阳气充沛，调神舒肝的同时又祛风散寒，绝对是两全其美的好事。

阳谷穴，轻松治疗口腔溃疡

口腔溃疡是很常见的小问题，但是口腔溃疡让人受的罪却并不轻，想要快点儿治好它就很迫切了。其实治疗它并不难，穴位按摩就可以简单、轻松又快速地治好它。我们身体上有个阳谷穴，找到它，来回拨动几分钟，每天 3 ～ 4 次，两三天之后就能让口腔恢复正常了。

在这个美食当道的时代，特别是电视、网络上各种美食节目都大行其道时，人人恨不得都变身吃货，面对各色美食，都能一尝为快。可惜，理想很丰满，嘴巴却往往不给力——因为上火而频频出现的口腔溃疡让人欲食而不能。

有一次我们中学同学聚会，我负责联系自己平时比较要好的几个老同学。当我打电话给其中一个时，他非常高兴地答应下来，不过却很关注时间，说："什么时候聚啊？我可不希望是这两天。"我很好奇，就问他："为什么不能是这两天呢？大家都十来年没聚了，你不想早点儿见到大家吗？"没想到老同学叹了口气，说："我怎么不想见到他们啊，可是这样的聚会又吃又喝的，我只看着大家吃岂不扫兴？"我立刻问道："你这是哪里不舒服了？前几天见你时还很好啊。"老同学立刻叫苦说："还不是前几天我们吃了顿火锅嘛，回来就上火，嘴里起了两个溃疡，是张嘴也不是、闭嘴也不是，真把我烦死了。"

我这才明白，老同学是希望过几天口腔溃疡好了再聚会，我就说："放心吧，还有 3 天时间呢，够你恢复的了。"他却说："我每次长了口腔溃疡都要 1 周以上的时间才能好，3 天还真不好说，能不能往后再推两天？"我笑起来，调侃道："你守着我这么位'专家'，怎么还怕好不了呢？不就是个口腔溃疡吗？去穴位图上看一下，自己拨动阳谷穴，每天 3～4 次，保证你到时吃喝如常。"果然，3 天后一见面，老同学就笑了，说："真神了，还真是到今天，我的溃疡就完全没有疼感了。"

中医认为，口腔溃疡多是由心火旺盛、阴虚火旺或脾胃积热、虚寒等因素造成的，再加上现代人往往有体虚的现象，这个时候若再多吃肥腻的食物，则会使脾、胃、肝的运化功能失常，自然就会口腔溃疡频频发作了。经常有人说："我吃了火锅就会生溃疡。"这其实就是心火过旺的表现，想要快速治疗，那就得去心火才行，否则，只能让身体自己慢慢调理了。

说到去心火，自然不能不提阳谷穴。《黄帝内经》说："阳，阳气也；谷，两山所夹空虚之处也。"阳谷之得名，就在于小肠经的气血在此吸收腕骨穴传来的湿热水气，转化为阳热之气上行至更高的天部层次，就好似阳气生发之谷，故而得名。阳谷穴，五行属火，有火上炎的特征。其准确位置在手腕的内侧，绷直手掌，尺骨茎突和三角骨中间的下陷处即为阳谷穴。

人体经络不通，致内热心火无从流转，胀散之气上炎于口，就会导致口腔溃疡生成。这时，拨动阳谷穴，可以帮助人体阳气得到补充，经络得以疏通，心火自然消退，气血不通、凝滞和疼痛等问题也就解决了。

具体的操作很简单，一般用大拇指轻按阳谷穴，然后来回轻轻拨动，注意，不要按下去，这与按摩有着明显的区别。因为阳谷穴位于两骨之间，缝隙狭小，手指按下去并不容易发生作用，倒是这样来回拨动更可使阳谷穴震动。通常一天以3～4次为宜，每次保持在3分钟以上，一般有两天你就会感觉到明显的效果。

除阳谷穴外，人体穴位之中还有一处可以治疗口腔溃疡，那就是脚底的涌泉穴。涌泉穴与口腔离得如此之远，使人很难把它们两个联系到一起，但事实上，按摩涌泉穴可有效地缓解气血上逆的问题，对于治疗口腔溃疡，尤其是由虚寒之症引发的口腔溃疡是非常对症的。

所以，我们在对口腔溃疡进行自我治疗的时候，最好先区分自己病症的原因，是虚寒所致的口腔溃疡就按涌泉穴，是心火旺盛所致的口腔溃疡就按阳谷穴。只有用对了方法，效果才更加明显。

鼻炎不用慌，巧点迎香可治愈

鼻塞不通，酸痒难耐，更是不由自主地流涕、喷嚏不止，擤得多了，鼻头和两侧都变得红红的，更是完全碰不得，有人会说："这是感冒了吧？"要真是感冒了还好说，但不幸的是，这是鼻炎犯了。其实，解决鼻炎困扰并不难，找准迎香穴，每天按揉3分钟，坚持15天左右，就能有效改善呼吸系统，消除鼻炎症状，长期坚持完全可治愈。

鼻炎说起来不是件大事，可它的影响却实在不小：私下里整天打喷嚏、流鼻涕，鼻子难受不说，工作上对着同事、上级或是客户，又怎一个尴尬了得。可往往你越想止就越止不住，不受自我控制的情形绝对令人抓狂……我也曾亲身体会过患上鼻炎的这种痛苦，幸运的是，我上学时，我的导师教给了我一个简单的根治鼻炎的好方法。

我还在医学院学医时，可能是因为太臭美，总是不肯多穿衣服，不知就怎么从一次感冒流鼻涕慢慢变成了鼻炎，时好时坏，严重的时候眼睛发红，清涕不断，那份难受劲儿现在想想还会感觉不适。有一天，导师给我们做辅导，结果我鼻炎就刚好犯了，鼻涕抽啊抽的，和着导师的讲解，一起一伏的，真要糗死了。最后，我用了点儿纸把鼻孔给塞上，自己用手捂着鼻子，别提多丢脸了。

导师下课之后就把我叫到跟前，问我："是感冒还是鼻炎？"导师平时对我们这些学生都很好，完全是当成孩子来看待，天气冷了总是提醒我们注意添加衣物。我很清楚，当时导师是故意在提醒我不肯听话的后果，我只能老实地说："是鼻炎。"导师哼了一声，又说："手、足阳明经交会穴，说的是哪个穴位也忘了吗？仔细想想它的用途。"我细想才猛然记起，导师指的正是迎香穴，我试着问："按摩迎香穴吗？"导师不说话，我就自己用手指点到迎香穴上去，来回地按。导师在一边看着说："顺时针方向打转。"我便按着顺时针的方向，这样转了有五六十下，顿时感觉鼻塞没那么重了，鼻涕当然还是流。导师说："回去坚持按这个穴位，我不信你连个鼻炎都对付不了。"

事实是，没过多长时间，我的鼻炎就好了。现在回想起来，当时完全就是因为不爱多穿衣，体内寒气过重，以至于卫气不固才引起鼻炎的。不过，自那之后，我真正体会了导师一直强调天冷多加衣的用心，我养成了按摩迎香穴的习惯，每天早上洗完脸都会顺带着按摩几下，直到现在，虽然已过了而立之年，但鼻炎再也没有犯过。

迎香穴是专门接收胃经的五谷浊气并提取大肠经中的清阳之气给胃经的大穴位，《黄帝内经》说："迎，迎受也；香，脾胃五谷之气也。"可见这个穴位之所以得名，就是可为胃经提供气血，使其浊气下降，上升五谷之清阳。有的人说自己一年四季闻不出食物的香味，那就是由迎香穴不通所致的。

鼻炎产生的原因，不只是风寒所积的风邪，还有内热滞肺、肺窍闭塞的原因，同时，肾、脾虚损也都是导致鼻炎的重要原因。在这种情况下，想要改善鼻炎，就得从调补肺、脾、肾等受滞器官入手，为其宣散清热。按摩迎香穴，可以促进鼻部的血液循环，也就相当于打通了大肠经的通道，大肠经与肺经为表里，大肠经通可令浊气通顺下降，清阳之气自然上升，使肺气充足，呼吸系统的炎症自然也就随之痊愈了。

寻找自己的迎香穴时，以端坐为宜，也可仰卧，这时将手放于脸面的鼻翼两侧，在距离鼻子1厘米的沟纹处即为迎香穴。将中指按于穴位上，以顺时针方向进行点揉，每天1～3次，每次50圈左右。一般来说，坚持十几天，鼻炎症状就会渐渐好转，继续坚持，久治不愈的鼻炎就会自行离开了。

这种方法适用于急性、慢性及过敏性等各种鼻炎类型，尤其适用于急、慢性鼻炎。若是过敏性鼻炎，则只要加揉攒竹穴即可，即按1分钟迎香穴再按1分钟攒竹穴，来回3次，一般坚持十多天，过敏的症状也就会自然减轻。其原理也很简单，鼻子之所以过敏，是因为鼻腔黏膜对空气中的过敏成分高度敏感，按摩攒竹穴可改变我们鼻腔的敏感度。如此，迎香穴加攒竹穴，双管齐下，效果自然不错。

若是萎缩性鼻炎，则除了按迎香穴之外，再用食指来回推推鼻梁骨的两侧。萎缩性鼻炎常常表现为嗅觉的消失，还会头疼、耳鸣，揉搓鼻梁骨两侧就是对呼吸系统的有效调理。平时可以在按完迎香穴之后再推擦鼻骨两侧1～3分钟，力度以鼻骨两侧红热为限，坚持一段时间，同样会收到明显的改善之效。

第五章

中老年人病了，按对穴位就见效

摆脱前列腺问题，按准黄金穴位

　　从青壮年到中老年，男性或多或少都会遭遇到前列腺问题，这个问题成为困扰越来越多男性的难言之隐。其实，在我们自己的身体上有一个黄金穴位，它完全可以有效化解这一令很多人难以言说的问题。这个穴位就是会阴穴，想要摆脱前列腺问题就自己按摩它，保证让你气血贯通、轻松如常。

　　前列腺是男性证明自己不同于异性的性腺器官。但随着男人年龄的增长，这个器官却也总难免会随之"增长"或产生病痛：增生甚至是肥大，还有那恼人的炎症，总让男人，尤其是中老年男人，多了一分尴尬与难堪。

　　我接收过这样的病人，他们虽然比我要年龄大一些，而且看上去也很成功，却偏偏在我这个三十几岁的同性面前扭扭捏捏，欲言又止。行医久了，我也基本掌握这样一个规律：大凡病人自己不想说话的，那十有八九是遇到难言之隐了，所以我就得一边放松他们的思想一边引导。有一次，一位男性病人坐在我面前，我随口问："哪里不舒服了？"病人便东张西望地支支吾吾，特别是看到坐在一边的女实习生，脸红得更是说不出话来。我看病历上写着 55 岁，泌尿问题，就知道又遇到一个有难言之隐的病人。于是，我借故支走了女实习生，虽然说医学面前无性别，但有些病人对此还是很在意，为了更好地沟通，我不得不为他们营造一个更放松的环境。

这下病人总算好了一些，小声说："医生，我下面包括小肚子都感觉疼，老想小便，好几天了，晚上一夜起来好几次，其实都尿不出多少，自己吃了几粒消炎的药，一点儿效果也没有，太影响生活了。"凭经验，我就知道是前列腺炎引起的问题，但为了让病人放心，我又给他做了一些相关的检查，问题并不太严重，确实是前列腺的炎症所致。于是，我给他开了一点儿药，非常认真地告诉他："药并不是解决这个问题的最终办法，想要以后不出问题，你还得自己多保健才行。"病人连忙说："行行行，怎么保健呢？吃药还是进补？"我摇头说："都不是，自己做按摩。"然后，我教他按摩会阴穴，另外加上阴阜部的淋巴处，以点、揉的手法每天进行自我按摩。大约过了一个半月，这位病人居然给我送来一面锦旗，高兴地说："我觉得自己真幸运，一下就遇到你这么好的医生，按你说的方法我一直坚持按下来，现在是一点儿问题都没有了，后面我也决定继续坚持按下去。"

其实，我很清楚，这位病人之所以见效这么迅速，是因为他前列腺炎发现早、就医早，再就是他坚持听医嘱。有的病人嫌麻烦，问题轻了立刻就当自己没事人，停止一切治疗手段，这是非常不好的做法。我们常说"病来如山倒，病去如抽丝"，特别是这种慢慢积累起来的问题，想要在一朝一夕之间就去除病根几乎是不可能。所以，我们应该做到病情好转后继续坚持治疗一些时间。

前列腺的外形如栗子，大头在上面，小的一头朝下，直接抵于泌尿生殖膈上。它的前面刚好与耻骨相贴合，而后面则与直肠相偎。它之所以会发生炎症，会增生、肥大，与日常的生活习惯分不开。现代人平时普遍坐得多、站得少，再加上有些人有轻微的憋尿习惯及性生活压抑等问题，这些都会导致气血不通，前列腺的问题也就随之发生了。

会阴穴，位于人体肛门和生殖器的中间凹陷处，有着强大的气血调节功能。《黄帝内经》记载："会阴，任脉、督脉、冲脉交会穴。"这话告诉我们，会阴穴乃人体阴经脉气交会之所。它和我们头顶发际正中的百会穴形成一条从上到下的直线，百会穴为阳气之所，而会阴穴则为阴气之地，两个穴位呈呼应之势，统管着人体真气在任脉、督脉上的正常循行，更起着维持人体阴阳气血平衡的作用。对会阴穴进行按摩，可以促进人体经络的通畅，通过阴阳气血的沟通贯穿，从而调理生理与生殖功能。不但如此，常按会阴穴还能治疗痔疮、便秘以及妇科疾病等。

按摩会阴穴的时间，可以选在晚上，也可早、晚各一次，按自己时间的方便来安排。取穴方式以半卧为宜，双腿分开，屈膝，阴囊根部与肛门的中间点即为会阴穴。按摩手法也不复杂，用中指和无名指并拢，在会阴穴上点下去，然后揉一下，抬起来，再点下去揉一下，来回反复200次以上。按完之后，可再推一推大腿根部到会阴穴的内三角地带，这里的冲门、府舍等穴，对于促进淋巴系统的畅通是很有好处的，可增强人体的免疫力。一般点、揉1个月的时间可以让症状减轻，3个月就能完全不受前列腺炎的困扰了。

常按肾俞穴，老年遗尿不须愁

俞穴是人体经脉流注的水渠，它集人体五脏之精气，在人体中起着至关重要的作用。而肾俞穴又是俞穴中的要穴，因为它直接对应于人的肾脏。肾为生命之本，按摩肾俞穴可有效增强肾脏的气血流通，改善肾功能。因肾气虚弱引起的遗尿、精神不振、怕冷、耳聋等老年性疾病，都可以通过按摩这一穴位来改善和治疗。

人到老年，总有很多时候会力不从心，这都是身体逐渐走下坡路过程中的必然现象，大家多能顺应并接受。但即使如此，还是颇有些问题令人难以言说，即便是面对子女也不愿提起，却又无力去改变。比如说老年遗尿这个问题，老年男性多会遇到，可真正能大方地就医的患者却少之又少。有的老年人甚至直接把它归结于人老的原因，而不去关注它的存在了。其实，遗尿并不是随年老而必然出现的问题，而是肾气亏虚所致，其治疗方法其实也很简单。要是不及时加以关注，反而会发展到严重的地步了。

我一位朋友的父亲，今年82岁，老人一向精神良好，也没什么不良的嗜好。母亲80岁，身体健康，老两口每天一起出去锻炼、一起颐养天年，大家都羡慕他有对身体硬朗的双亲。可有一天，朋友却忽然找到我，着急地说："快帮帮忙想个办法，我都不知道该拿我父亲怎么办了。"我以为老爷子生病了，就说："别急，慢慢说，老爷子哪儿不舒服了？"朋友却说："我父亲哪儿都好，就是太爱干净了，衣服天天洗，有时恨不得被子也洗。"我觉得这没什么不对，老人上了年纪，怕自己有味道，洗得勤一些也不为过，就说："这有什么问题吗？你怕累到他们就帮着洗洗换换就是了。"朋友说："我就是这样想的呀。我想母亲虽然身体健康，可怎么也80高龄了，老这样洗洗涮涮的也不行，就让我爱人去帮他们收拾洗涮。没想到，那天我爱人一大早起来去收他们换下来的衣服，结果父亲死活不让，还差点儿和我爱人急了。后来，我悄悄问母亲才知道，原来父亲半年前就开始有遗尿的情况，他不好意思说，自己不肯说也不让母亲说，可这段时间感觉更严重了，有时尿在床上都没知觉。"

我听完不禁在心中感慨，真是可怜天下父母心，父母一把屎一把尿把我们养大，到自己老了，却但凡有一点儿自理能力都不愿麻烦孩子。于是，我略思之后说道："不用急，老爷子这样要强，估计让他来看毛病他也不肯，我给你出个主意，你回去之后教他按摩肾俞穴，如果他自己按不了，你就帮他按，每天坚持按1～2次，过段时间他就能感受到好处了。"朋友领会而去，大概过了3周的时间，回馈我说效果很理想。

大家可能搞不懂这是什么原理，我们不如先来看看引起遗尿的原因。尿液来自于膀胱，而膀胱经属膀胱，络肾，联系心、脑，贯穿全身，膀胱不固，首先就会表现在小便不受控制上，特别是肾如果亏虚，就会出现遗溺的现象。因为肾为"先天之本"，它是我们生命的源头，尽储五脏之精气。人到了老年，通常变得喜静而不喜动，而且容易累、怕冷、怕风，这都是肾阳亏虚所致，有遗尿问题也就不奇怪了。

那为什么按摩肾俞穴能治疗遗尿呢？说起来又是经络相通的原因。人体背部的俞穴有12条，所以《黄帝内经》讲："身十二经各有一个俞穴；十二俞，皆通于脏气。"俞穴，又称"腧穴"或"输穴"，分布于身体躯干部，与脏腑有密切关系。正如肾脏是先天之本的重要性一样，肾俞，也是十二俞穴中的要穴，它与肾脏相对应，为肾脏之气做传输工作，直接调节着肾脏的精气和顺、充足与否。肾俞穴的通畅与否，对很多老年性疾病，如阳痿、不育、耳鸣、耳聋等，及子宫脱垂等女性问题，都有着很大的影响。这些疾病都可以通过它来治疗与改善。

按摩时，首先找准它的位置，寻穴时可以趴在床上，也可直坐；挺直腰背，摸到第二节腰椎的突出部位，然后向侧边移动1.5寸，即为肾俞穴。看到这里你可能要说："我怎么知道第二腰椎骨在哪里呢？"其实找起来很方便，与肚脐相对的背部位置就是第二腰椎骨。找准位置后，将中指和拇指分开，分别放在左右肾俞穴上，如同掐腰一样即可，每天按摩1～2次，力度以自己可以接受为准，每次正反两个方向来回旋按，时间在3分钟以上即可。按完之后，双手搓热，然后放在肾俞穴上，以促进它慢慢发散一下热量就可以了。

有人提议用敲打的方法来刺激肾俞穴，对此我并不赞同，特别是肾有问题的人，这样做会引起病情的加重，还是动手按摩更为理想。不过，如果你不想按摩，则可以改用艾灸的方法，艾灸的热气能更快地扶阳固脱，起到行气通络的作用。当肾脏的气血得到改善时，它所发挥的作用也就自然恢复如常了，那么遗尿这点儿小问题，自然也就不攻自破啦。

血压过低易晕眩，多做足底按摩

低血压不只是会让人头晕、耳鸣、眼花，还会使人四肢无力、食欲不振、汗流不止，也可能使人突然倒地，甚至诱发心肌缺血等症，危险性一点儿也不低于高血压。如何才能改善血压过低的问题呢？方法很简单：每天为自己做个足底按摩，从大脚趾按到脚后跟，再重点关注一下涌泉穴，每次5分钟。这样按摩一段时间，你的血压很快就会正常了。

现代人，尤其是中老年人，往往困于高血压之苦，对高血压的各种危害也多有了解，可是大家却往往忽略了低血压可能产生的不良后果。血压低的人经常会莫名产生虚脱之感，眼冒金星，全身冒汗，没一点儿力气；有时还会突然晕厥、摔倒。医学研究发现，严重的低血压，甚至可能引起脑梗死及心肌梗死，同高血压一样会危及性命。但很多老年人却往往很容易忽略这个事实，总是更多地关注高血压，总希望血压能低一点儿再低一点儿，认为血压不高就是健康的。这种观念可千万要纠正。事实上，标准范围之内的血压才是真正的健康。

曹阿姨是我母亲的好友，用现在流行的话说就是闺密。曹阿姨为人爽朗，爱说爱笑，身体也健壮，有些中年发福。她和我母亲都是社区老年活动中心舞蹈组的组员，平时和我母亲说得最多的一句话就是："我得减肥了，要不就得退出舞蹈组了，这身肉真跳不动。"这话我只当是笑话听听，可前几天突然发现她真的不来找我母亲练舞了，便开玩笑地问："曹阿姨真的不跳舞了？"母亲说："快别说了，我还没告诉你，她前几天头晕，结果早上起来摔了一跤，还好没大事，就是胳膊挫伤，在家休养呢。"我以为是减肥过度了，就说："吃减肥药了吗？"母亲说："哪有？她虽然一直喊着减肥，可从来也没减过啊，就这还经常头晕呢，量了血压不高，反而有点儿低，她自己还自豪呢，说只要不高就是好事，可谁知道血压不高也不是真正的安全。"

　　母亲说这话的时候，我能感觉到她的不安，其实人到了这个年纪都会有相同的心理。所以我赶紧又是安慰又是保证般地对她说："这又不是什么大事儿，只要多做做脚底按摩就好了。"母亲一下笑起来，说："又拿我们老太婆开玩笑，我们还会去做这种东西吗？"我郑重地告诉母亲："不用去足疗店，自己在家按摩就行。我来教你，回头你再教给曹阿姨，保证用不了多久，她又能和你跳舞了。"我虽然是医生，可母亲真的从来没有这么认真听过我的话，这次可能是因为曹阿姨的事刺激到了她，她特别认真地和我学习按摩脚底的手法。这事过去之后我就去外地开会了，20天之后才回来，没想到曹阿姨正在我们家和我母亲热火朝天地聊天呢。看到我进门，她就对我说："你也不知道早点儿告诉阿姨，让我摔了这一跤啊。"我真冤枉，谁知道她血压低呢。但我也不好与她分辩，只能是笑而不语。不过现在曹阿姨总算好了，听母亲说她早晚做按摩，这段时间都没有头晕过了。

　　按摩脚底怎么还能改善低血压呢？其实，这很好理解，足底通着我们全身的经络，对它进行按摩，能显著刺激各部位反射区，使血液循环畅通，使相应器官恢复原有功能。而血压低，特别是中老年人身上血压低，多是源于脾肾的亏虚和气血的不足，造成血不上荣、清阳不升。改善这种血压问题，首先，补肾益精、提升精气活动气血就很关键了。对此，《黄帝内经·足心篇》早有说明，并强调了足底穴位的重要性，做足底按摩完全可以达到祛病健身的效果。这种按摩，不仅有益于调节血压，同时还能平衡血压，增补人体气血，使身体的其他毛病也绕路而行，是真正一举多得的好事。

足底按摩的手法非常简单，从脚的大拇指开始，用拇指擦搓每个脚趾3分钟以上，然后依次是脚掌部位、脚心、脚后跟。之后，可再对涌泉穴做格外关照，用大拇指从脚趾的方向向脚后跟推揉，这样做5分钟以上，感觉脚心发热即可。每天可以做1次，也可以多做两次，通常泡完脚后进行效果最好。

除了可专门做脚底按摩外，平时我们坐下休息时，或看电视时，也可以活动一下双脚。可以踮起脚跟，轻轻转动脚腕儿，然后再轻轻拍打双脚心。俗语说："人老脚先衰，养生先养脚。"这样经常活动一下自己的双脚不但能稳定血压，也有助于减缓衰老的步伐。

血管硬化，敲敲肝经轻松防

人进入老年之后，容易出现动脉粥样硬化、心肌梗死、脑出血等血管病变，这都是血管硬化所致。随着人的慢慢变老，体内的血管必然也会随之老化，导致中老年人心血管疾病的多发。想要改变这种现状，就要从防治血管硬化做起。有一个非常简单的方法：每天敲敲肝经，每次15分钟，即可轻松防治血管硬化。

人上了年纪，渐渐变老的绝不只是容颜，变老是一个从内里到外在的衰老过程，不论是五脏六腑还是四肢皮肤，连同血液、筋骨也都在变老。老化的血管会慢慢发硬，失去弹性与活力，如同长期被太阳曝晒的橡皮筋，轻轻一用力就容易开裂。正因如此，所以血管类疾病就成为威胁老年人健康的一大隐患。那么，有没有什么办法解决血管变硬的问题，让老年人一直保有良好、畅通的血管呢？

答案是肯定的，而且是意想不到的简单，这个办法就是敲肝经。肝经起于大敦，终于期门，属肝，络胆，与胃、肺、肾等器官联系，有"主藏血""主疏泄"和"主筋"三大功能，因而，经常敲敲肝经，可以从促进血液运行、排出废物和增强血管弹性三个方面来防止和减缓血管硬化问题。肝主藏血，人体气血的正常运行，都仗着肝的这一功能。肝主疏泄，堆积在血管及肝脏身体器官中的各种废物排出情况如何，都在于肝的这一功能的好坏与否。再说"肝主筋"，筋是什么呢？筋，即筋脉，它连着我们全身的肢体与所有骨骼，而血管也正是筋脉之一，所以，如果肝出了问题，人体血液不足，筋就失去动力之源，血管也就随之不复润泽了。

人体的血液是不断循环并新陈代谢的，而作为主藏血的将军之官——肝，其所属经脉如果不通，人体血液的净化与循环就可能会受到影响，壅堵于血管中的陈旧血液也就对血管直接造成了腐蚀与增硬的后果。

此外，我们经常说平时多吃点儿醋，这样可以软化血管，这是什么原因呢？并不是因为醋可以直接作用于血管，而是醋为酸味，五行属木，而肝也是五行之木，酸味可以滋养肝经，肝经通畅，气血充足，那血管自然也就不会沉淀与堵塞了。所以说，肝经好不好，与血管健康不健康有着直接的关系。

那么敲肝经又该怎么操作呢？首先要找到肝经的循行路线：肝经主要位于下半身，即从大脚趾沿着小腿内侧一直上升到大腿，然后入腹部。因此，敲肝经也就主要敲打腿部了。敲的时候以手握拳，力度不大不小，以腿有酸痛感为宜。每次慢慢敲打 15 分钟，每天 1 次，长期坚持，我们的肝经就会被激活，进而促进体内的气血顺利地输送至全身，滋养身体的同时，也润泽了血管。

还需要特意提到的是，我们的肝经之中还有一个部位尤为重要——地筋，而"揉地筋"则是道家重要的养生法则之一，有"道宗不传之秘"的称号。"天筋藏于目，地筋隐于足。"天筋和地筋因为不容易找到，也就成最易被忽略掉的人体养生捷径。天筋藏于目，也就是在眼睛里，想要找出来基本上不可能；相比之下，找地筋就方便得多了，它就在我们的脚上。

寻找地筋，首先要蜷起腿来，让脚心朝着自己，然后用手握住脚趾，用力后扳，这时我们可以看到在脚底有一条青筋突出来。这就是道家所寻觅的地筋了，它正是肝经所属。所以通常情绪激动的人这根筋会很硬，特别是中老年男性，越是喝酒过度、平时思虑沉重的，这根筋就越没有质感，这是典型的肝经不通。这时，我们就要用力来揉它，直到它变得柔软为止。如果你觉得自己这根筋是软的，但弹力感不足，那就说明你的肝气不足，血不下行。这时也要用力揉它，使它慢慢充满弹性，富于生命力。

以道家的法则来说，打通了地筋，你的肝经也就完全通畅了。这时你会发现自己不但消化功能增强，而且脸色变得好看，与此同时，人体的造血功能也会随着肝经的修复逐渐提高。

如果你不喜欢敲打肝经时腿部所产生的酸疼不适，那么也可以改用推的手法来代替敲打，所产生的改善血管硬化的功效也是一样的。

具体做法如下：自己坐在床上，将一条腿盘在另一条腿上，然后从大腿根部的内侧开始，用力往下推，一直推到膝关节，然后改为从下往上推，反复推约50下，换另一条腿继续。这样每天推1次，即能疏肝理气、活血化瘀，同时还能起到祛肝火、养筋脉的作用，血管也同时得到了加强。

最后提醒大家的是，除了手法上的助动之外，日常通过对肝的养护来减缓血管的硬化也很重要。我们都知道熬夜是非常伤肝的，天天熬夜的人比起同龄人，血管的硬化程度绝对要严重得多。因此，少熬夜，按时休息，才是对肝、对血管最好的养护，才是最好的养生。

糖尿病克星，穴外奇穴——消渴

对中医了解的人都知道，人体有 365 个穴位，但一般人可能不知道，在这 365 个穴位之外，人体还有一个奇穴，那就是消渴穴。消渴，听其名字就可以想到其作用，没错，它正是防治糖尿病（即消渴症）的克星。患了糖尿病，只要坚持每天多按摩一下消渴穴，尿糖的指数就很容易控制在理想的范围之内。

随着生活越来越好，一些所谓的"富贵病"也开始越来越猖狂，而糖尿病更是其中非常严重的一种。有糖尿病家族史的人，往往更有一种"防糖胜于防百病"的心态。其实，对这种病，中医早有一种轻松面对的方法，即使真的得了，用这种方法也可以较好地控制与改善，这种方法就是按摩消渴穴。

有一阵我经常去疗养院给老干部们做健康讲座。某天因临时发生意外，我只得第二天再过去。没想到讲座还没开始，一位头发花白的老人就找到我，着急地说："你可来了，我昨天等了一天也没等到你，我这里有一个重要的问题要向你请教。"我连忙说："不敢不敢。有什么事您请讲就是。"老人说："我每天有自己按摩的习惯，但不会固定哪个穴位，但我知道，按到痛的地方一定就是有问题，所以会格外注意揉开它。前几天，我在小腿上按到一个穴位，名字我叫不上来，但却格外疼，我想这是身体有问题了，所以想要你帮我看看这是什么穴位，是什么病，我也好确定要怎么正确地对待它。"

我请老人坐下，然后他自己很快就摸到了小腿的疼点，说："这里，就是这里。"我看位置在小腿内侧，三阴交向上 3 寸的地方，是消渴穴所在的位置。我连忙问："你确定这里疼吗？"他自己用手按着，说"就是这里，很疼。"我用手去摸了摸他的消渴穴，没有结节，于是松了口气，又问道："最近有感觉喝水多吗？"他却说："感觉都差不多，没特别的变化。"我说："你回头去查一下胰脏的功能吧，这是糖尿病的前兆，一定要慎重对待，以后你可以每天按摩两腿这个穴位，会慢慢好起来的。"后来，老人打电话给我，说查过之后果然是血糖偏高，而且胰脏功能异常，现在自己每天都在按摩消渴穴呢。

应该说，这就是一位有心老人，他对自己的身体很关注，对哪里好、哪里不好了如指掌，发现了问题就及时做检查，这就远比平时完全不关注自己的身体，结果一检查就是大问题者强多了。对于糖尿病的发病原因，《黄帝内经》早有解释："肥者令人内热，甘者令人中满，故其气上溢，转为消渴。"糖尿病也因此有了"消渴病"这个名字。可惜的是，现在很多人因为对自己的身体不加关注，往往到血糖、尿糖都超标了，还没有发现那些症状，所以白白错过了良好的预防时机。

对于糖尿病人来说，消渴穴绝对是一个良穴，它不但能治疗糖尿病，还能起到早发现、早预防的作用。因为当我们的血糖、尿糖有异常趋势但还没有显示的时候，这个穴位已经开始进行抵抗了。已经得了糖尿病的人，特别是病程已经较长者，他的消渴穴摸上去肯定是有结节的，用手指按摩的时候会感觉非常疼；而糖尿病初起的病人，一般结节都很小或没有，但按摩时会有疼痛感。最后，如果你的血糖与尿糖没超标，按摩这个穴位依旧会有痛感，那就说明你已经临近于糖尿病了，就需要多按摩这个穴位，并在其他方面都要多加注意，以做好预防措施。

此外，想要诊断自己是不是有糖尿病时，还有一个简单的判断方法——从腿形上看。30多岁的中青年，如果大腿粗壮而小腿瘦细，消渴穴按压有痛感，那他未来10年内患糖尿病的概率在80%以上；若40岁以上的中年人，大腿粗而小腿瘦弱无力，消渴穴疼痛，那么在50岁左右有95%以上的可能会患上糖尿病。这就是消渴穴给我们身体的信号，我们只有时时关注它，才能更好地把握自己身体的健康。

最后，我来说一说按摩消渴穴的方法。这个穴位准确的位置在小腿脚踝内侧至胫骨的正中点，如果你不好这样把握，那就找到三阴交穴，上行3寸的位置，就是消渴穴了。按摩手法以点按为宜，时间以每条腿5分钟左右为宜。以预防为主者可以不时点按，以治疗为主者，就需要耐心地把它变成一个生活的习惯，每天按摩了。一般来说，坚持3个月以上，就能看到一定的效果。继续坚持按下去，控制自己的血糖、尿糖指数也就不是什么难事了。

年老肾气衰，腰背疼痛找委中

肾为先天之本，随着年龄的增长，先天之本也会变得越来越少，特别是当年纪渐老、韶华不再时，肾气的不足，给人带来的疼痛、不适等痛苦也越来越多。如何能减少这些痛苦呢？这就需要从补充肾阳做起，方法很简单，平时经常拍打、按揉一下委中穴即可。

我们都知道肾的重要性，特别是随着年纪渐渐变老，由于肾脏本身的日渐衰老、虚弱及肾气的不足，因此中老年人易为腰酸背痛、四肢乏力等问题所困扰，甚至很多其他问题也可能循着身体的薄弱部位找上门来了。对此，老年人往往不免感叹一句："人老喽，没办法。"难道真的没有办法改变这种因衰老而带来的肾虚、肾气不足吗？其实改善肾虚、肾气不足等问题，老祖宗早有办法，但是在说这个办法之前，我卖个关子，先说一个发生在我亲人身上的故事。

我 26 岁时，发生了一件让我至今都记忆深刻的事。那年，我父亲已经 50 多岁了，身体逐步迈向老年，不免开始有力不从心的感觉。有一天，他一个人坐在椅子上发着呆，坐的姿势也感觉很有点儿怪异。我之前很少看到父亲这样沉静无神，便走过去问："爸，你怎么了？哪里不舒服吗？"父亲看了看我，欲言又止，这让我更着急了，连忙又问道："爸，有什么事您倒是说啊！你这样让我很担心的，知道吗？"父亲看我着急的样子，便看了一下房间里，看到母亲不在，只有我们两个，父亲这才放下心来，轻声说道："我告诉你，你可千万别告诉你妈，你妈上了年纪，经不起这样的事。"我感觉事情有些严重，就说："嗯，您放心，我肯定一个字也不说。"父亲又说："以后你要好好孝顺你妈，她一辈子受了不少累，你结婚之后也不能让她一个人单过，她会感觉孤单。"我听到这里彻底听蒙了，这怎么好像在托付后事一样，我连忙止住他，说："爸，您先等等再说这个，还是先告诉我到底出了什么问题，然后我们爷俩儿再计划下面的事行不？"

父亲又沉默了半天，才接着说："我觉得我这身体是不行了，这些日子一直有些腰疼，本来以为是累的，可是怎么休息也没改善，前天起床时发现小腿无力，自己用手摸了下，在腿后面发现一个肿块，我查了一下，估计是肿瘤。"我也被吓住了，那时刚从医，还没什么经验，就说："在哪里？我看看。"父亲却说："不用强求了，你虽然是中医，可我很清楚患了肿瘤是什么后果，我不想拖累你们母子。"我也不能就此打住，急于想看父亲说的肿块。但一开始父亲怎么也不肯让我看，交涉了好一会儿，他才终于同意让我看一下。父亲挽起裤脚，站直了腿，我一看，果然在他左膝后腘窝处有一块小小的凸起，用手按一下并不硬，与肿块手感不同，我突然笑起来，说："您可吓死我了，这哪里是什么肿瘤呀，就是个囊肿。"父亲半信半疑的，我说："您放心，我现在就给您治，用不了几天就能看到效果了。"治疗时，我先用针灸法，刺左侧的委中穴放血，之后每天轻轻拍打、按揉这个穴位 5 分钟左右，没过几天，父亲就说腰疼好像不那么厉害了。又过了几天，小腿的无力感也消失了。随着继续每日不间断地对委中穴的拍打、按揉，父亲的囊肿很快也下去了。直到现在，父亲说起这件事都会感慨地说："有问题真是不能光自己瞎琢磨，还得找医生才行啊。"

委中穴位于膝盖后面的腘窝横纹处的中间点，是足太阳膀胱经的重要穴位之一，聚集膀胱经的湿热水气。像我父亲这样出现腰背疼痛、小腿无力，甚至是长出囊肿，其实就是因为人到中老年时，因衰老、亚健康状态等因素造成的肾气不足，使膀胱经的气血不能通畅循行所致。特别是发现在委中穴有凸起的囊肿征象时，基本可以断定为肾阳虚。《黄帝内经》提到过："肾有邪，其气留于两腘。"所以，严格来说，这个部位的凸起并不是什么囊肿，不过是膀胱经不通所致的瘀堵而已。

我为父亲针灸、拍打委中穴，都是为了补充肾阳。因为委中穴属膀胱经，放血的作用在于去瘀排堵，拍打则有效地促进血液的循行和通畅。正如古人所说："腰为肾之府，膝为肾之路。"肾路通了，肾府当然也就得到改善了，这是再简单不过的道理。这也正印证了针灸学里"腰背委中求"的话。

所以，出现腰背疼时，都可以找委中来疏通散瘀，一般只需要轻轻拍打这个穴位即可，即便没有病痛，经常拍打也是大有好处的——作为补肾的重要穴位，委中的养生作用绝对不能忽略。拍打时要注意，每次拍打的时间以5分钟左右为宜，可以多次拍打，同时注意不要太用力，以自己可接受为宜。如果要借用工具，则建议将工具焐热再用，不能用凉的，切记。

增进听力有秘诀，按摩外关帮大忙

老年性耳鸣、耳聋是常有的事，想要保持听力、增进听力，学会穴位按摩是很有帮助的。找到自己的外关穴，每天对它进行点揉，不但对突然出现的耳鸣有帮助，同时也能起到增强听力的作用。此外，经常按摩这个穴位，对腰扭伤、关节炎、肩周炎等问题改善与缓解也是大有帮助的，可说一穴当十穴用。

人们经常用"耳聪目明"来形容老年人的健康，可见良好的视力与听力对于老年人来说是多么珍贵与难得的。但一个不容否认的事实是，人一旦上了年纪，最容易出现问题的就是眼睛与耳朵了。眼花了还可以戴老花镜，但耳朵中杂音不断，不仅使听力大大受损，也不免会对生活质量、心情都造成不良影响。对此，《黄帝内经》也早有认识，曾说过人到老年："耳聋混混沌沌。"那么，你也许要问了："《黄帝内经》有没有给出什么办法来帮助老年人保持较好的听力呢？"当然是有了。经常按摩一个小穴位就能搞定。

去年冬天的一天，我刚上班，一个与我岁数差不多的年轻人扶着一位60多岁的老人走进来，老人歪着腰，走路特别慢，嘴里还直吸气。我连忙让他坐下，问怎么了。年轻人说："我父亲每天都出去锻炼，今天不小心帽子被风吹掉了，本想弯腰把帽子拾回来，结果可谁承想腰一下僵在那里不能动了。"这就是典型的腰扭伤，而且老人的症状比较重，我摸一下他的腰部，特别僵硬，必须采用见效最快的治疗方法，不然老人的身体只怕会吃不消。

于是我直接用上了效果最快的针灸，下针点就在老人手腕上方的外关穴，灸后又做了个推拿。效果是很明显的，不出几分钟，老人就能直坐了，这时，他才咧开嘴笑起来，说："这一针下去还真有效果，要躺在床上养着，不知要受多少苦了。"我告诉年轻人，回家之后，要帮着老人多按摩外关穴，每天坚持，用不了几天就好了。过了几天，老人自己来了，乐颠颠地说："医生，你让我按的这个穴位好啊，不但治好了我的腰，我怎么感觉听力还清楚了呢？"我也笑了，老人就是敏感，这个外关穴可是专门用来预防老年人听力下降的，自己才按了几天时间，居然感觉出来了，于是我就一一给他细讲了其中的原理。

外关穴，最早出现在《黄帝内经·灵枢》的《经脉篇》里，位置非常好找，与内关穴相对立的位置即是了。内关穴在手腕内侧，横纹上2寸的地方；外关穴也就是在手腕背部，横纹上2寸处了。这个穴位属于三焦经上的一个穴位，最具有解表祛风、活络止痛的效果。

这时，你可能会奇怪：那它与增进听力有什么关系呢？当然有。我们说肾受伤或肾阳不足，耳朵就会出现耳鸣，试想有多少老年人是肾不受伤、没有不足的呢？而人体肝肾同源，肾阳不足肝肯定受伤，肝有伤，三焦经必定受阻。所以老年人多耳鸣、耳聋，与肝肾受伤不无关系。所谓"外关"，它的意思也就是外部之关卡，也即手少阳三焦经外部的关卡。这个穴位通了，三焦经的元阳之气就能通畅于全身。阳气是人体的大药，阳气足，百病可除，按摩外关穴就相当于是调动身体的阳气，为人体的肝肾注入、补充阳气。

当然，想要用几天按摩的时间就能使听力大增的可能性不大，像之前那位老人，只能说是平时听力就不差，不过时有混音而已。真正听力不足的老人，要经过长时间的自我按摩，才可能有改善。因为肾肝受损绝不是一朝一夕所致，想要改善它们，就得用更长的时间来进行恢复。

同时，我们在按摩外关穴时，还应注意一下有没有胃部的不足，胃不好的人，尤其是体质较弱的人，还需要先把脾胃补起来，再加以外关穴的按摩，才能收到更好的效果。正如《黄帝内经》所说，"胃中空虚则宗脉虚"，胃不足，所有的经脉都得不到保证，而"耳为宗脉之所聚"，在这种情况下，再怎么对耳朵进行保养也难以起到作用。

至于按摩的手法，就是与平时的穴位按摩一样，用大拇指加力点按，每天以300下左右为宜。点按时可自己感受承受力，不宜过重，但也不能怕疼而不按到位，以能接受的度就可以了。

最后，再告诉大家一个小秘密，如果你坐飞机时，因为飞机起飞而发生双耳疼痛、耳膜鼓胀，及时地为自己按摩外关穴，这种症状就会很快得到缓解的。

更年期心烦闷，常按三阴交穴

更年期是一个令人深感困扰又无奈的阶段，也是每个人都脱离不了的一个时期，特别是女性朋友感受尤深。心烦、出汗、失眠、健忘等问题总使中老年朋友烦不胜烦。建议中老年朋友在这一时期不妨对自己的三阴交穴位加以按摩呵护，每天2次，每次3～5分钟。这样做对于缓解这些问题就会大有帮助。

从无到有是一件令人高兴的事，而从有到无则让人痛苦无比。对于女人来说，青春逝去的失落，也许是最让人伤感的了。看着青春远去的同时，还有女性特征的明显退化，女性朋友必须从生理和心理上重新适应自己的生活，这无疑又是人生的一次大挑战，也就难怪她们的脾气突然从曾经温顺的小绵羊化身为暴躁的老虎了。

前段时间，我到外市参加了一次学术交流活动，参加人员不仅有年轻的学生，还有一些年龄较大的教授。那天我讲的是人体穴位的问题，讲完之后，一位教授悄悄找到我，对我说："我对中医穴位学一直非常看好，觉得通过穴位按摩来补虚养身是一门很深奥的学问。只是我现在遇到一些问题，却一直找不到合适的穴位来解决，这让我苦恼得很，因此想就此请教一下你。"我连忙说"不敢，不过可以一起探讨一下"，就问他是什么问题，他不好意思地笑起来，说："说起来也不算我自己的问题，是我爱人，她今年52岁，之前脾气挺好的一个人，说话都没大声过，可自从今年3月份开始，我明显感觉到她的变化，动不动发脾气，而且还自己找碴儿似的和我闹，我猜是更年期到了，自己找了一些穴位按摩的缓解办法，但都感觉效果不是特别好，不知你在这方面是不是有什么好的建议？"

听到这里，我笑了，告诉他说："我前一阵刚接触了一个这类的病人，你让她按摩三阴交穴，每天2次，每次3～5分钟。这样，过一段时间你再跟我联系看看。"离开那个城市之后，过了有1个月的时间吧，我突然就接到那位教授的电话，他呵呵笑着说："这个穴位真的很对症，开始按时她总喊疼，持续了约1周的时间后，她就感觉好多了，到现在，她的脾气虽然还没有回复到之前的样子，但不会那么爱发脾气了，能够自己控制自己了。这才是我没有想到的大效果呢。"

更年期是每个人走向老年过程中必经的一个过程，不能躲避那就勇敢面对，通过按摩穴位使自己从心理和身体上都能更轻松地度过这一时期，无疑是更令人欣喜的。那么，按摩三阴交穴，为什么就能起到改善更年期症状的作用呢？

《黄帝内经》说："女子七七任脉虚，太冲脉衰少，天癸竭，地道不通，故形坏而无子。"也就是说女人到了49岁，肾的功能开始走下坡路，此时肾阴阳不调和，从而令脾、肝等脏腑的功能也随之发生紊乱，于是，更年期那些恼人的心烦、失眠、健忘等症状也就出现了。

想要改变这些情绪与症状，那就得从调理肾脏的功能做起。三阴交穴是人体的肝、脾、肾三经交会的一个穴位，按摩这里，即同时在调理这3条经脉。我们都知道，肾脏为人体先天之本，主藏精；脾则是人体气血的生化之源；肝不仅藏血，同时主筋。三阴交穴通畅也就意味着人体气血的充盈与通畅，先天、后天都得到强化，人体阴阳平衡也会得以保持，各脏腑的功能也自然就随着处于平衡状态了，更年期造成的身体不适当然会随之减轻。

关于三阴交穴的寻穴方法，我们可以从自己脚部的内侧脚踝处开始，沿着踝骨向上3寸处，胫骨内后方的地方即是。按摩的时候，肯定会很疼，特别是对处于更年期的人来说，因为此时这个穴位是严重不通的，只要忍住疼痛坚持按下去，穴位慢慢按通畅了，疼痛自然也就减轻了。按摩一定要每天坚持，可早晚各1次，也可随自己的时间而定，一次按3～5分钟即可。按的时候不能心急，身体的问题总是要慢慢调理，才会看到效果。

这个穴位，平时大家都可以按。它并不是只适用于更年期的人，平时经常按一按也有助于调和身体的气血。用一句话来总结按摩三阴交穴的好处就是：没病可以强化身体，有病能打通经脉，促进病症改善。而且不分男女，都可以用。所以，我们又将这个穴位称为"随身自带的治病良药"。

但是，有一个例外，那就是孕妇，怀孕的女性按摩这个穴位，可能会引起气血过旺，而致流产。

第六章

男女病不同，穴位按摩消隐痛

每月总是痛，试试按水泉穴

痛经是女性常见的问题，不管怎么注意，可每个月的那几天，总是难免有各种不适之感，甚至疼痛难忍。水泉穴是专门负责传递水液的一个穴位，这个穴位若是通畅，则经期的痛苦自然就会少些。有痛经经历的女性不妨试试看，经常按摩一下这个穴位。

对于女人来说，如果生理期全无异常，或者说只是小小问题没什么大影响，那简直就是人生最大的幸福了。但显然这对于大多数女性来说都只是一种奢望。造成这一结果的原因离不开生活方式的影响、饮食上的冷热不拘、着装上的错季节时尚。内外受寒的女性，又怎么可能不会被痛经缠上身呢？

就在昨天，我还遇到一位痛经的女士来就医，她来时双手抱在肚子前，脸上一副痛不欲生的表情。她进来后就对我说："医生，快帮我想想办法吧，我实在痛得受不了。为了治这痛经的毛病，不管中药、西药，我都不知吃了多少了；后来还有医生告诉我说，生完孩子这毛病自己就没有了，可我孩子也生了，痛经却一样还在，来一次例假就像生一场大病一样，而且我的月经量并不是很多啊，为什么还会这么痛呢？"我为她号了下脉，脉弦细而弱，再看舌苔，有薄薄的、深暗色的一层。这是很明显的肝火旺盛的表现。我问她吃了什么药，她说："我吃过止疼片不管用，后来一直吃乌鸡白凤丸，大家都说这个药对痛经最好用了，有调理的作用，而且是中成药，不伤身体。"

"你的情况不适合吃这个药，这样吧，你还是试试按摩的方法吧。"听到这里，我建议她道。她脸上一副不解的表情，说："按摩？能管用吗？算了，不管了，先试试吧，我真受够了这份折磨。那就麻烦医生你告诉我该怎么按吧。"我告诉她说："每个月月经快来的时候，你就用大拇指按摩你两边脚内踝上的水泉穴，按的时候以顺时针进行，每边各按摩10分钟以上，你现在就可以试一下。"她当场就开始按起来，按摩了约10分钟，她眉头慢慢舒展开了，脸上的表情也轻松许多，对我说："果然有些用啊！我似乎疼得轻了点儿，这次总算看对医生了。"

在日常生活中，很多痛经的女性，总是不免会求助于药物，以疏散自己的疼痛，但"是药三分毒"。就以前面刚说的那位女士为例，她明显肝火旺，这是气滞血瘀所致的痛经。而乌鸡白凤丸虽然不错，可却是气血虚弱者的良药，对于肝火旺盛的她不但不能治病，反而只会起到火上浇油的作用。也正是因为如此，所以我不建议女性朋友一痛经就自己去买什么中成药，吃不坏身体但也治不好病，只会给身体造成负担。

我们说痛经有多种情况，但又无非是气血虚弱、肝肾不足以及湿热、寒凝和气滞这几种原因造成的。想要治疗痛经，吃药是个大学问，不对症状吃不出效果来。但按摩就不同了，我所说的水泉穴是人体肾经的第5个穴位，位于脚内踝的下方，人在垂直站立的时候，突出的骨踝下方的下陷处即是。《黄帝内经》说针水泉穴可治"月水不来而多闭"，也就是说可以让月经顺畅，因此被称为水泉。事实上，水泉穴不只与痛经、闭经有关，一切与人体水液代谢相关的问题都可以找这个穴位，比如月经不调、经期腹胀，甚至男性的前列腺炎、膀胱炎等，都可以通过按摩这个穴位来治疗。

水泉穴是肾经的郄穴（各经经气深聚的部位），人体肾气在此凝聚，按摩它就等于在疏通人体的肾气，起到活血通经的作用。女性的月经就是人体气血的流通，当瘀滞产生，自然气血不通，从而造成经事不利。不通则痛，反过来说也一样，痛则必有不通，只要打通了，哪来的痛可言呢？

水泉穴可以说是人体自带的一味利水调气血的内药，它不但对痛经有效，而且不管是哪一种原因引起的痛经，它都适用，让女性朋友完全省去辨证的苦恼。

不过，在按摩的时候，一定要注意手法的正确，要顺时针按摩才有效。找到水泉穴之后，先做几次向上的推按，然后再按顺时针方向揉按。按的时候会有酸胀感，敏感的人还会感觉麻痛，不过这种感觉是好现象，说明你对它的刺激正确而且有效。每次月经来临时，坚持自己两侧各按上 10 ～ 15 分钟，你的痛经问题就得到解决了。

乳腺增生惹人烦，巧用肩井来化解

乳房肿痛、乳腺增生……越来越多的乳房疾病困扰着女性朋友，对于这一点，中医里有一个穴位就能轻松解除女性这方面的烦恼。不信，你不妨把手放在肩井穴上，试着按揉一下，从轻到重缓缓加力，每天坚持，不用多长时间，那些影响你心情的小问题就全部化解了。

女性向来以身材的曲线为美，可是身为男性永远也不会知道，女性的曲线美背后有着多少无法言说的心酸：来了"老朋友"烦，内衣紧了也烦，剧烈运动还要烦……可以说女性是时刻与生理对抗的，一刻也不得轻闲。同时，若是一个不注意，那道挺拔的美丽曲线得了增生，则更是烦上加烦了。

不止如此，世界卫生组织就做出过总结，乳房疾病已经成为女性越来越大的健康威胁，而且患乳腺癌的女性年龄越来越年轻化。这对爱美的女性来说，无疑是一个可怕的消息，因为这让她们在用心保养面子的同时，不得不分出一份宝贵的精力应对来自乳房的不适问题。只有自己关心自己，美丽才会一直美丽，而健康也才能稳稳地持续。

我见过的女性病人当中，有一位因为经常生气而造成乳腺增生的患者。她过来的时候，一脸的愁容，和我说："医生，我得了乳腺小叶增生，各种不舒服，为此吃了很多药，可都没有改善，现在我不知道怎么办了。"号脉时，我发现她脉弦细数，有气血阻滞之状，再看舌苔，微黄泛红，而且齿边有瘀斑。这进一步印证了她气血不畅。我问她："月经来的时候有肿痛感觉吗？"她立刻就说："有的，而且感觉肿块要比现在大，不碰都疼，月经结束了会好一些。"这又是肝郁痰凝的症状，我想她还要在生活中改善自己的情绪才行。

我的看法还没有说出来时，她的电话进来了，没说几句，就听她非常大声地对电话那头叫起来："这样不行，怎么老记不住呢？按我上次说的去办。你如果做不了就说话，我可以换人！"说完，她一下子就挂掉了电话。我想我基本找到了这位患者肝郁、气血阻滞的原因了。我问她道："平时是不是经常发火？"她自己不好意思地笑了，说："有时真的控制不住情绪，特别是做了主管之后，感觉压力很大，所以脾气也越来越大。"我对她说："你现在要做的首先就是控制自己的脾气，尽量要平和些，此外，从今天起，你每天按摩肩井穴数次，每次10分钟左右，力度从轻到重，慢慢渗透到穴位中去，下次过来复诊再告诉我结果。"她诧异地望着我，问："这样就可以了吗？"我说："是的，就这样，注意不要总发脾气。"

过了3周，女患者来回访了，她整个人都精神了很多，高兴地说："我没想到这个方法这么好，按了肩井穴之后，现在基本不会乳房胀痛了，上周来月经也没有之前疼得那么严重了，而且我之前一直肩膀酸，现在居然好了。我这样继续按下去，增生会好吗？"

当然会好，这是毋庸置疑的答案。我们知道，肩井穴是胆经上的一个大穴位，连接着人的各路经络，其形状像井，四面皆通。而我们再看胆经的循行之路，刚好绕着乳房的边侧经过，肩井穴也是必经的一个穴位。《黄帝内经》中有记："地气上为云，天气下为雨。"就是说地上的水汽上升形成云，天上的水汽下降形成雨，这就是人体阴阳升降之平衡。肩井穴为井，上面通着天，下方则入于地，如果将此穴调理清了，那人体之阴阳平衡也自然就得到实现了。

女性朋友有乳腺增生及胀痛问题时，就会感觉到肩井穴也疼，原因就在于气血不畅、肝郁气滞所引起的阴阳不调。就像我之前说的那位病人，她爱生气，这才是导致乳腺增生的根本所在，像她这样气血凝滞、肝郁不疏者，就需要从调肝经、通气血做起。但如何调肝经呢？在人体的经络之中，胆经通肝，肝有郁必定要疏胆才行，也是因为如此，才有"肝胆相照"的说法。刺激胆经上的肩井穴就是直接疏散肝气的一种做法，肩井通了，那人体瘀滞的肝气自然也就随之疏散了。

平时，我们可以经常按摩按摩自己的肩井穴，这会有助于减少乳腺问题的发生；此外，对于久坐的上班族来说，也可以起到改善肩背僵硬的作用。取穴时，左手取右肩，右手取左肩，交互按摩即可。穴位的准确方位就在肩部，乳头垂直线与肩线交接的地方就是。按摩时可以直接用手指，也可借用按摩工具，力度从轻到重，慢慢加力，这时，我们会感觉到穴位内里的疼点，等到慢慢揉开之后，乳房胀痛的问题也会随之得到缓解。治疗乳腺增生时，不能急于求一时之功，须长期坚持按摩才行，耐心坚持下去很关键。

蠡沟穴，女性必知的"知音穴"

　　蠡沟穴位于小腿，是肝经上一个不太起眼的穴位，但女性朋友都应该知道并利用好这个"知音穴"，经常按摩此穴对白带异常、阴部瘙痒等常见妇科病都是大有帮助的。面对这些难以言说的问题，我们只要坚持每天按摩蠡沟穴3分钟，就能轻松化解。

　　中医最伟大的地方不在于它能治好多少病，而在于它对人体的了解。单是从那些穴位的名称、定义我们就可以看出其中的深意，比如蠡沟穴。《黄帝内经·灵枢·经脉篇》这样记述："足厥阴之别，名曰蠡沟，去内踝五寸，别走少阳……蠡，瓠瓢也，沟，沟渠也……"这明确地指出蠡沟穴的形状与位置。"蠡"，即瓠瓢，指该穴内物质如瓠瓢于水中漂浮不定的样子；"沟"，即沟渠，指穴内物质运行的道路。由三阴交穴传来的温湿水气经由本穴别走足少阳胆经，对那些白带不调、阴道炎、子宫内膜炎等常见妇科病或是一些男性疾病颇有几分对症治疗之功。

中国传统的教育，让女性面对与自己身体相关的隐私问题总不免会有几分难以启齿。前些日子，一个20岁左右的女孩在母亲的陪伴下来就诊。在整个看诊过程中，女孩一直没多说话，大半都是由她的母亲代为转述，多数女孩天性羞怯，我作为医生当然理解。那位母亲说："孩子的白带一直不正常，还伴有瘙痒，这样好好坏坏的有一年时间了，我给她买过药，可用了会好几天，之后还犯，她又不肯看医生，就拖到现在。"像女孩这种情况的人很多，特别是白带异常的女性，她们认为只要没有大问题，这点儿小事扛过去就算了，但她们不知道，白带只是问题的表象，小病不治，是肯定要招来大毛病的。

我给女孩号了脉，看了舌苔，问了几个尽量避免让女孩尴尬的问题后，断定女孩是肝火过旺所引起的白带异常。这真的是小问题，只要稍微调理一下就好，可就是这小问题，她居然拖了一年的时间，想想真有点儿不可理解。我给女孩开了点儿祛肝火的中成药，然后对她说："知道蠡沟穴在哪里吗？"她摇头，然后我让她把脚放在凳子上，用手指给她看，说："从今天起，每天给这个穴位做3分钟的按摩，至少坚持两周，之后再时不时按按就好。"女孩半信半疑地问："就这么简单吗？"我说："是的，就这么简单。"女孩和她母亲高高兴兴地走了。两周之后，女孩没再来，但她母亲又来了，说："回去后，我每天都督促她按，现在白带正常了，瘙痒也消失了，后面还要怎么样呢？"我笑着对她说："那就好了，你就不用再担心了。"那位母亲也笑着说："我只是不放心，所以才特意过来问一下，怕回头再犯。"我只好说："放心吧，这个穴位你都知道了，没事经常让孩子按按，就不会有什么问题了。"

蠡沟穴，属肝经，对因肝而起的问题都有不错的效果。《黄帝内经》说："其别者，径胫上睾结于茎；其病气逆则睾肿卒疝，实则挺长，虚则暴痒，取之所别也。"所以蠡沟穴对于肝风夹痰、肝风内动、肝火上冲等症都非常对症。同时，蠡沟穴又因承接三阴交穴传来的温湿水气，并分门别类后进行输送，因而一些常见的妇科病，如带下、阴痒、经量多等与水液相关的病都能通过按摩这个穴位来治疗，效果也非常理想。所以，女性朋友们千万不能忽视蠡沟穴这个"知音穴"的作用。

蠡沟穴的具体位置位于小腿的内侧，从足内踝向上5寸的地方，刚好是胫骨内侧的正中间。寻找这个穴位时，可仰卧，然后蜷起小腿，从胫骨内侧面的三分之一处点按，即可感觉到它了。

通常，有妇科疾病的人在按到这个穴位的时候，痛感会非常强烈，所以找这个穴位时基本上凭感觉就能断定。按的时候不能怕疼，越疼说明越有问题，所以要用大拇指用力按揉，直到痛得不那么明显了。时间以3分钟为基础，可以适当延长，但不能减少。一般来说，坚持按两周的时间，问题就差不多都可以到解决。

蠡沟穴是为肝、胆二经输送水液的穴位，其性温，所以用艾灸也是个不错的方法。艾灸可以促进蠡沟穴的温湿之气轻松地飘行于肝、胆二经，难言之隐则随之解决。艾灸时，只需对准穴位，然后点燃艾条悬灸10分钟左右即可。

"老朋友"不守时，敲打带脉叫醒它

对于女人来说，月经不准时不但烦人而且不良后果很多；对于很多医生来说，月经不调，不是大病，但治起来却费时费力。其实，这个问题有一个很简单的治法：每天敲打带脉。敲打的手法很简单，也不限时间，早晚都可进行，每天1次，每次300下左右即可。

说起月经这件事，很多女性都是又爱又恨，量少了烦，量多了也烦，若是这个"老朋友"来得不准时，一直向后推或者突然提前，更是惹人担心不已。遇到这种事，十个女人，大概九个都要抓狂吧。其实对于月经问题，《黄帝内经》里也早有解决的方法，不但能让月经量平均，还能让它每月按时赴约，免得每个月都要为它操碎了心。

在说方法之前，我先要感谢一下我的爱人。因为是她在实际操作中给了我好的反馈，才让我真正重视起带脉这条经络的若干用途。我爱人整天说小肚腩影响了自己的身材，所以一定要减掉它。女人爱美是天性，我不反对，但不提倡她用吃药、涂霜等减肥方法，但她又对运动有抵触，于是，我就给她出了个主意——敲带脉。《黄帝内经》中有相关记载：带脉束于腰，起约束众脉之用，并加强各经脉的联系。作为医生，我别的可以不明白，但经脉通则身体健肯定再确定无疑。另外敲带脉可改善大便不畅的问题，刚好也能顺便改善一下她大便干燥的问题。所以我最后还特意鼓励她说："你只要每天坚持敲打带脉，小肚子绝对可以瘦下去。"爱人一时也想不出更好的减肥方法，我的方法又相对简单，就是躺在床上来拍打几下，她也就欣然接受了。

爱人不只自己拍，还撺掇着她的闺密一起拍，说一起减肥有动力。拍了有一段时间后，爱人告诉我："没感觉出瘦，可是感觉肚子平坦了些，而且大便的问题解决了。"我说："这就挺好，你要的不就是没有小肚子吗？"正说着她电话响了，一看号码正是一起敲带脉的闺密，两个人在电话里叽叽喳喳地讲了半天。放下电话，爱人问我："敲带脉还能调月经吗？"我有些不解，问她为什么这样问，爱人说："刚刚闺密打电话跟我说，她经期一直都不准，往往都是两三个月才来一次的，这次刚一个多月，突然就来了，从来没这么准过。"她这么一说，我马上想起来了，除了"总束诸脉"之外，带脉的另一个重要功用就是调理女性月经了。之前，我虽然对这个功用有所了解，但从来没有想过用敲打这个方法去解决女性月经不准时的问题，看来实践出真知是不错的。

作为人体奇经八脉中的一脉，带脉起于季胁，环绕腰部一周，虽然全脉穴位不多，可作用很大：诸脉的联系全凭着它的约束与管理，也就是说人体的瘀滞气结、阻塞不通等问题都可以直接来找带脉解决。不但如此，因为它环于腰的特殊性，所以还有固护胎儿和调理女性带下的功用。《黄帝内经》就记载：带脉主治月经不调、带下、崩漏等症。也就是说，带脉对调节月经来说再专业不过了。而敲打带脉的好处就在于可以直接促进带脉的功能发挥，原本有些壅堵的带脉经过我们的敲打之后，可以迅速恢复工作常态，起到促进全身经脉通畅的作用。

所以，对于有月经不调、白带不调等妇科问题的女性来说，每天晚上敲敲自己的带脉就可解决。注意敲的时候位置是可以有选择的，因为它虽然围着绕腰部一圈，但平时只要敲腰两侧的位置就好。这两侧的点刚好是与肚脐眼持平的小腹两侧，敲的时候以手握空拳为准。有些人说："我为什么不能一圈都敲呢？"当然可以，就是这样会比较累，不容易长期坚持下去，这种简单的精减法更便于长期操作和坚持。

敲带脉以一天 300 下为度，太少了作用不大，太多了费时太多。同时，力度上也不宜太大，合适的力度对于带脉的激活会有更好的作用，力气太大了反而可能伤及经脉，过犹不及就是这个意思。一般 1 个月敲下来，人们会普遍感觉到身体的变化，大便变得正常，小肚腩渐渐变平，再有就是女性朋友总不守时的"老朋友"如期而至，可谓一举数得的好事。

不过，要特别提醒一下的是，虽然一般人都能敲带脉，但有一类人群是例外的，那就是孕妇。为避免出现意外，建议怀孕的准妈妈们还是等到生产之后再进行吧。

男人的威风，原来如此简单

现代生活让男性的压力越来越大，身体不支，性能力不强，以致家庭也受到影响。而想要改变这种现状，最好也最简单的方法就是按摩关元穴。每天对着关元穴用力小幅度震颤按摩，不用多久，男人的威风就可以重新找回来了。

人体的穴位太多，即便是中医爱好者，也可能对很多穴位的作用不太清楚，这绝对情有可原。但是，对于中青年男性来说，若是不知道关元穴那你就亏大了，因为它是最能让你见证自己"能力"的穴位。如此有用的穴位若是知道了还不能好好利用起来，则无异于将到手的宝石随手扔，必然损失大了。

去年有一次，我去车站接朋友，当时，我只记得是周四的下午4点多，却没想到记错了日子，在车站苦等了半天也没接到人，打电话一问才知道是下周四。看看天都黑了，正无奈地准备开车离开时，一位男士敲打着我的车窗问："师傅，现在走吗？"他是把我当成"黑车"

166

了。我摇下车窗说："我不拉客……"话还没说完，我猛然认出，这不是我初中的老同学吗？我连忙叫着他的名字，问："你怎么会在这里？"我同学也认出了我，高兴地说："看我这车打的，真是巧啊！"两个人寒暄着，我直接把他让上车，他说："多少年没见了，今天你只当是接我了吧，我们两个好好去喝一杯。"我想想也是，原本为了记错日子懊恼，现在倒无巧不成书了，于是，两个人直奔餐厅而去。

吃饭的时候，我就感慨道："多年没见，你可老多了，这还不到40岁，怎么连白头发都有了呢？"同学叹了口气，说："唉，别提了。现在工作倒还行，可这身体就真的跟不上了，一天比一天乏力啊！"也是因为喝了酒，同学一点儿也不忌讳，直接和我说："不瞒老同学说，我现在感觉自己越来越像个工作的机器，男人那点儿事与我都快绝缘了，为这事，老婆没少和我闹，这不怪她，年纪轻轻的就过这日子，我都想和她离婚算了，老耽误人家也不是个事儿。"从他的话里，我听出问题来了，说："你早找我不就没这事了吗？和我说说你是个什么症状。"他说："白天还好，感觉就是腰疼，晚上就严重点儿，腰疼、腿没劲儿，而且火气也莫名的大。"他当时喝的酒不少，脉象也不是很好，于是我说："你先按我说的，回去按关元穴，如果两周还没有改善，你就到医院找我，我重新给你辨证治疗。"事实是，只过了10天，同学就打电话给我了，说："居然又找到当年的感觉了，我昨天为此差点儿哭出来。"我笑着说："真是没出息，有病不治，瞎想什么离婚。得了，回头记着继续按下去，再巩固半个月。"

关元穴位于我们肚脐正下方3寸的地方，是小肠经的募穴，人体的肝、脾、肾三经及任脉皆交会于此。《黄帝内经》言："经脉所过，主治所及。"也就是说，经过这个经络的问题都可以通过它来治疗。因此，关元穴又有"男子藏精、女子蓄血"的说法。老子说关元穴是"玄之又玄，众妙之门"，真是一点儿也不为过。因为历代的中医学者都公认，关元穴是最能培肾固本、调气回阳的穴位。

我的同学之所以房事难行，不过是因为肾虚，这可以说是现代男人的通病。就职、升迁、成家、生子，哪一件事不得操碎了心，哪一件事不得用尽全力？再加上年轻时不知道注意身体，肾久而久之就会亏空，夫妻之事也就越来越力不从心了。

对关元穴进行按摩，就是在促进人体气血的运行，温补下焦，对肾进行精气补充。不仅如此，除了补肾外，关元穴对泌尿、生殖系统引起的病症也能进行治疗，比如遗精、早泄等症，以及女性常见的痛经、闭经等。

在按摩关元穴的时候要把握一点——最好是以掌按的方式进行。双手互搓，等到手掌变热后，交叉重叠放在关元穴上，稍稍用点力，然后快速小幅度地上下推动，在推动的时候配以微微的震颤手法操作。每次 5 ～ 10 分钟就可以，每天 1 次。当然，这个方法自己操作起来可能不是很理想，不妨请妻子来帮忙，既能增进夫妻感情又能增强效果，可谓是一举两得。

除了震颤法之外，点揉也是个不错的方法。用自己的一根手指，感觉哪根手指更方便就可以用哪根来按穴位，点下去、再起来为一次，反复点按 10 分钟左右即可。

不管采用哪种方式，都要注意长期坚持，只有时间久了，肾才能借助关元穴所运来的阳气得以固本，从而使肾中精气旺盛，使体魄逐渐加强。

久坐引前列腺抗议，就找曲骨穴

曲骨穴，位于小腹下部，属任脉之穴位，被中医称为"人体之泉"，有通利小便、防治膀胱炎等病的功效。对于男性，尤其是长期坐着的男性来说，经常按按这个穴位，会帮你轻松摆脱久坐所致的前列腺问题，缓解尴尬，找回自信。

前列腺如同男性的影子，每个男人多多少少总会与它沾上那么一点儿关系。特别是现在的工作紧张，很多人在办公桌前一坐就是一天，这样前列腺不出问题才奇怪呢。前列腺问题给男人带来的烦恼可不只是一两样，尿痛、尿频、尿不尽……这些不适的背后都是前列腺在作怪。所以现在很多人都知道这样一句顺口溜：大会不发言，小会不发言，唯独前列腺发炎。

我有个朋友，平时在单位里混得不错，不大不小也挤进了中层领导干部的行列。一天到晚在各种会议上，他往往没啥可说的，但是还都得参加。结果他每天端着个水杯不断地喝水，长时间地坐着。这样过了一年多，有一天晚上，他坐在家里玩游戏时，忽然想去卫生间，可去了却尿不出，不但尿不出，还有点儿疼痛感。这让他打了个冷战，心中担心着，第二天马上去看医生，结果诊断为急性前列腺炎。不过医生也说了，因为发现得早，也不算大事，吃点儿药就能好。只是药吃了，病却没好利索，虽然不像之前似的尿痛了，但却留下了尿频的后遗症。从此以后，一场会下来，他总免不了中间要跑一趟厕所，进而跃升为同事们口中的"老上厕所君"。

后来他想到了我这个老朋友，就来找我，把情况跟我说了说，最后说道："你快给我调理一下吧，这样天天跑卫生间可不行，就算我愿意，我们头儿也要有意见了。"我笑他说："你早找我，哪儿还有'老上厕所君'的雅号啊？"他抓着头说："你就别打趣我了，现在我一听这名字就头疼。"我说："行，其实啊，要摘这帽子也挺简单的，每天按摩曲骨穴 100 次，别怕疼，稍用点儿力气，多按按你就找到感觉了。"他傻在那里，半天才说："这就行了？都不用药？"我说："穴位就是药。"他一百个不相信，说："我知道中医爱动手，西医爱开药，可你这一点儿药不开，我也心里没底呀。"我劝他回去试了再说。很快，仅1周之后，我就得到了回馈：明显的好转，现在两小时不上厕所没问题，还在继续按摩中。

说到这里，有人会好奇了，说："前列腺有问题不是要按会阴穴吗？怎么又变成曲骨穴了？"其实这也是辨证而治：一般来说，老年人出现前列腺问题，多是由器官功能失调及肾虚等症所引起的；但青年男性就不同了，大多数是因坐的时间太长或者坐姿不好，使气血的运行不畅，进而引起失调，身体的水湿运化功能也就随之受到抑制，引起小便不利，从而产生了炎症。

再说曲骨穴，《黄帝内经》中是这样解释的，"曲，隐秘也；骨，肾主之水也"，认为该穴物质为任脉的水湿之气，如隐藏于天部的肾水一般，故名。

曲骨，又名回骨。其中的"曲"，即弯曲；"骨"，即横骨，也就是现在的耻骨；曲骨，也就是指这块骨头如同一钩弯月。曲骨穴，就在这钩弯月的中央，也就是耻骨突出的边缘中点处。

此外，曲骨穴还有一个别名，即尿胞穴。尿胞，也即膀胱之腑，意指本穴为膀胱腑水液的聚集之地。本穴与膀胱募穴中极穴相邻，中极穴募集的膀胱尿液主要由本穴提供，故名尿胞。从这一名字可见其通利小便功能的由来。

曲骨穴属任脉和肝经的会穴，有收降浊气、通利小便的功能，所以男性按摩曲骨穴，不仅可以改善小便淋漓、遗尿等症，同时，对前列腺炎、膀胱炎及肾虚等症都有治疗作用；对女性来说，按摩这个穴位，则对于治疗带下病、月经不调等症有帮助。

寻找曲骨穴时，可仰卧，从肚脐的中线上开始，顺着肚脐眼直线向下推，推到小腹的下半部时会感觉到一块拱形的骨头，这就是耻骨，在它的边缘中间点就是曲骨穴了。

因为曲骨穴近膀胱，所以按摩这个穴位时，最好在小便之后进行。此外，按摩时，不要因为怕疼就不敢用力，有了前列腺的问题，这个穴位碰上去总是会痛的，只有坚持把痛点揉开了，前列腺的问题才能解决。

想要肾气足，抓住涌泉穴

涌泉穴，肾经第一要穴，又被称为"井穴"，也就是源头的意思，可见它在肾经中的重要位置。肾气不足之人，经常按摩涌泉穴再合适不过，有助于打通人体的气血，进而增进肾经的通畅。方法很简单，只要每天泡脚后按摩 15 分钟，肾气就能源源不断地得到补充。

肾气不足是现代人最常见的一种病症，有时看到周围那些少白头的年轻人，若不是看到他们脸上那份稚嫩，很难相信他们正值青春年少。少白头的根本原因其实就是肾气不足。对此，《黄帝内经》早有说明："肾主骨生髓，其华在发。"头发就像是肾的一朵花，它长得好不好完全可以看出一个人的肾气如何，若肾气不足或者受损，头发则会变白乃至脱落。

肾气不足的确是一个不可避免的问题，但是看那些明明年纪轻轻就肾气不足同时还不自知者，总是颇感痛心，尤其是对我这样的中医人来说。我遇到过这样一位年轻人，28 岁的年纪，与女友已经谈了 3 年恋爱，正准备年底完婚呢，没想到却在准备婚礼的时候突然自己跑了，成为一位"落跑新郎"。虽然，他后来被家人找回来，但婚礼还是就此告吹，和女友也分了。家人再三追问后，他也只是有气无力地给出一个答案：没意思。家人陪他心理医生也看了，西医也查了，都没什么问题。后来，家人不知道怎么想到了我这里，"押着"年轻人赶了过来，满心焦躁地说："医生，他吹个对象就吹了吧，可关键是这孩子整个感觉是全没了生气，做什么都提不起劲来，这不是废了吗？你给看看，这究竟是怎么回事啊？是不是得了什么病啊？"我看着年轻人头上那很明显的少白头，心里已经约略有了数，但还是给年轻人号了脉，发现他脉象沉细无力，再看舌苔也是舌淡苔白，基本确定了这年轻人确实是肾气不足，而且较为严重。

我为了进一步确认，问年轻人道："平时小便有什么异常吗？"他说："很好啊，没啥感觉。"他态度非常不以为然，懒懒地靠在椅子上，双腿还不时地抖动着。我继续问："晚上睡觉出汗吗？"他点点头。我又问，"吃饭呢，口味重吗？"他回答"是"。至此我可以断定，他之所以会呈现出目前这种了无生气的状态，是因为于肾气严重不足。我们都知道老年人往往都没了年轻时的那种斗志，除了年龄、心态等因素外，随年龄的增长而自然出现的肾气不足，也是很重要的一个方面。

确诊后，我给他开了一些固肾扶阳的中药，同时叮嘱他及其家人，每天晚上要泡泡脚，然后按摩涌泉穴15分钟以上，1个月之后再来回诊。1个月之后，年轻人自己就来了，精神明显好很多，而且脸色也红润了些，说："回去后，我就按医生你的叮嘱，吃了药，同时每天泡脚按摩涌泉穴，我觉得按摩的效果很好，不但脚放松了，似乎还有一股热气从脚底升起来，后来我就觉得精神气慢慢回来了，不再那么消沉了。医生，真的很感谢你。"我提醒他还要一直按下去，才能真正补回他所缺失的肾气。

《黄帝内经》说："肾出涌泉，涌泉者足心也。"这点很多人可能都已经熟知了，但越是熟悉的就越容易被忽略。很多人出现肾虚、肾气不足等问题时，往往首先想的是求助于见效快速的药物，认为吃下去肾就被补回来了。其实不然，人体不管是哪样东西缺了，都不可能一次性补足，同时"是药三分毒"，药物本身还会对肾产生一定的伤害。当时见效，日后你可能要花费更多为之买单。

按摩涌泉穴就不一样了。作为肾经的第一要穴，涌泉穴有激发肾气、疏通肾经经络的功能；肾经通畅了，气血才能顺利地来往其中，肾脏的功能与机能才能随之改善。当肾气慢慢被补足，我们的精力与肢体也就变得充满活力了。

我们都知道涌泉穴位于脚心，按摩它的时候，最好是在泡脚之后，这样不仅保证卫生了，而且因为脚上的气血畅通了，按摩的效果自然也就更好了。泡脚时，时间不能太短，一般以15分钟以上为宜；按摩时，先从左脚按起，手法上可推也可按，以涌泉穴感觉最舒适的力度来刺激它即可。一般每次按上15分钟，就会感觉脚底有发热感，这是气血向上、精气营生的表现。接着换右脚按。每天1次，一般来说，坚持1个月后，就会见到效果。这时，最好再继续坚持1～2月，如此不但可以促进肾气的充足，还能改善很多人常见的肝火旺盛、阴虚怕冷等小毛病。所谓"一穴通，全身皆安"的道理，也正在于此。

男女那点儿事，都在太溪穴

太溪穴是肾经的重要穴位之一，中医称之为"回阳九穴之一"。这个穴位不但能补肾阴，也能补肾阳，同时还有着激发人体活力的妙处。当夫妻之间有心无力，或忙乱得无心顾及夫妻生活时，不妨对着太溪穴做做按摩，你会很快发现它的功效。

很多家庭通常是这样的现状：没钱、没房、没车的时候，两个人苦哈哈地过，还感觉小日子过得蒸蒸日上；可奋斗了几年，事业小有成就，家庭初步小康时，当初的快乐与趣味却突然消失不见了。夫妻之间完全失去了意动与兴趣，就犹如电视剧里的那句台词：牵起老婆（老公）的手，就像左手牵右手。这究竟是缘于审美疲劳，还是身体不再给我们发送爱的信号了呢？

一次，我和几个关系不错的朋友聊天，说起自己的孩子升小学的事情，另一个立刻就有了回应，说："你就等着受罪吧。孩子一入小学，家长也就等于被上套了，完全就是与孩子一起入学的感觉，我实在太

175

怀念二人世界的时光了，与现在相比，那时简直就是神仙一样的日子。"坐在旁边的另外一个朋友听不下去了，说："你真是饱汉子不知饿汉子饥，我天天过二人世界，那叫一个沉闷，做梦都想家里有个孩子来调节一下气氛，老婆就是死活不肯生。"有孩子的朋友不解，问："沉闷？你才结婚几年啊，怎么就这样了？"那位朋友说："我估计就是审美疲劳，我对老婆已经没太多的想法，老婆显然对我也没什么兴趣了。我这一天大会小会地开，客户见个不停，好不容易轻松些，想与老婆温存一下，可老婆却将我一推，自己看电视剧去了。"

我听得哈哈大笑，说："你这是郎有情妾无意啊，碰了一鼻子灰。"朋友却说："我也不怨她，有时她也会在我这里碰一鼻子灰，我们夫妻就是天生没情趣的人。"另外一个朋友就打趣说："没那事，你快给他们开个方子，让他们夫妻好好享受一下这二人世界的幸福。"我得意地说："想要改变简直太容易了，就要看他肯不肯了。"那位朋友说："要看是什么方法，吃药、涂药之类的你就别说了，我们可没那精力应付。"我笑了，说："你这不是在小瞧我们中医嘛。我这法子连中药都不用，只要动动手就行。"他立刻凑近了问："什么法子？快说说看。"我说："回家之后给你老婆按摩太溪穴，然后让你老婆给你按摩太溪穴，两个人对按，按着按着你们就接收到彼此的信号了。"这事过了有半个多月的时间，我突然在上班去的路上收到朋友的一条短信："我挑水来你浇园，夫妻恩爱情意长。"看到这里，我有所领悟地笑了。

夫妻之间的审美疲劳很多时候就是一种熟悉之后的熟视无睹。但俗话说："情人眼里出西施。"只要心里有爱，哪里会有审美疲劳呢？他们之所以对对方生不出什么兴趣、想法，并不是因为不爱了，而是因为身体暂时地失去了"性欲"发送的信号。而我所说的太溪穴就刚好是激发人体性欲、连通男女之间心灵的信号源。

太溪穴在我们小腿内侧足踝后方连接脚跟骨筋腱的下陷处，它属于肾经原穴（即根源之穴，所输入物质表现出肾经气血的本源特性）。其中的"太"，也就是"大"的意思；"溪"，即"溪流"，中医就认为，肾经的水液从涌泉而起，流注到此形成较大的溪水，从而滋润所有脏腑。《黄帝内经》说："肾者生气之源，十二经之本，太溪则其输穴也。"这话告诉我们，肾经所需要的气、血及水液，都是通过太溪穴输送而来的。如果太溪穴不能正常工作，人体之内难免就要闹"旱灾"了。

很多人平时生活忙忙碌碌，吃的是快餐，经常加班，再加上应酬又多，精力耗损自然就多，难免就会从精神上产生不足，进而直接造成肾的虚空。女性肾不好，则经事不调，性冷淡。男性肾不好，就易出现早泄、阳痿等症状。所以夫妻对按太溪穴，就相当于各自为对方的精神、肾气加油添力，一旦打通了它，夫妻之间的恩爱自然也就回来了。

当然按摩并不是只能夫妻之间对按，自己平时也完全可以进行。按的时候，先用大拇指对准脚踝旁边的位置，用力按压几下，感觉穴位有酸痛、胀胀的感觉，说明你找对穴位了，然后用按揉的手法，来回揉按 5 分钟即可。如此按上一段时间，基本就能感觉到人体从内心里生出一股正气来。这就是"肾经通，火归源，邪气避之"的道理。

找到支正穴，让痘痘无处藏身

支正穴在我们胳膊的小臂处，属小肠经，主治头痛、目眩等热病。但其实它还有一个最受年轻男女们欢迎的妙用，那就是赶走让人烦恼不已的、一茬又一茬冒出来的小痘痘们。因上火、刺激、青春期发育等多种原因而生的痘痘，按摩一下支正穴都可以得到平复。

这是一个尤其注重"面子工程"的时代，不管男生、女生，只要涉及脸面就都是头等的大事。对于那些爱美的年轻男女来说，如果哪天起床后，发现镜子中的脸上突然多了颗痘痘，甚至就可能影响到一天的心情。为此，大家都总结出了一套治痘经验，说起各自的招数来都是头头是道：有的用针挑上面的白头儿，有的说用祛痘洗漱品或药品，有的则用手挤。反正无所不用其极，小小一颗痘，牵扯了太多人大量的心思。

若干年前的秋天，我清楚地记得，那时自己刚开始坐诊，一个特别精致的女孩来找我看病。因为妆化得很浓，所以看不出面色，她坐在那里就问："医生，不吃药是不是也可以治病啊？"听着这样没头没脑的一句，我只能回问道："这要看是什么病呀，你哪里不舒服？"她说："我额头总起痘，下巴也偶尔会起，不知道怎么才能治好呢？是不是不吃药就一定要针灸才行呢？"我感觉得到，这个女孩已经做过很多功课了，只是似乎没找准正点，我告诉她，如果只是看个痘痘的毛病，则不一定吃药，针灸就更谈不上了。女孩立刻有些兴奋地撩起她的刘海儿，说道："那你看我额头的痘该怎么治呢？"我这才看到，在她刘海儿的下面，有两颗干瘪的痘印，还有一颗正长得又红又亮，还没有出白头，哪怕在粉底的掩盖下，也还是很显眼。号脉之后，我发现她肝火比较旺盛，再加她长的痘痘主要集中在额头及下巴两处，明显也有为痰湿所困的症状。找到原因后，我也就确定了从运化水湿、健脾养胃开始下手的治疗方案。紧接着，我在她的手臂背面找到支正穴，用手指往下一按，她大叫："好疼啊。"我说："回去之后自己每天按摩这个穴位 10 ～ 15 分钟，过上 2 ～ 3 星期，你的痘痘就会下去不再起了。"

那个女孩过了一个多月又回来了，而且还带了另外两个女生来，高兴地说："医生，我不但痘痘不起了，而且之前的痘印也变得很轻了，我的小姐妹一定要让我带她们过来诊治呢。"没想到看个痘痘还带组团的，这还真是对我初坐诊的一种莫大鼓励。我给另外两个女孩分别号脉诊断后，确认原因都是一样的，就让她们也回去自己按支正穴了。

支正穴，位于我们的手臂上，从手掌背部的根处向上 5 寸的地方，不到小臂的二分之一处，刚好处于手臂骨与肌肉的中间，藏得比较深。《黄帝内经》解释道："支，树之分枝也；正，气血运行的道路正也。"支正就是利用分枝来引领归正的意思。支正穴属小肠经穴位，而人体阳气一般是走天部，小肠经则相对空虚，支正穴就是使得阳气循小肠而行，从而令气血通畅，所以才得了"支正"这个名字。

那长痘痘与支正穴又有什么关系呢？我们说人体水湿运化不好、肝火旺盛等问题，最终总会促使身体产生痰结。这就是人体气郁之症的始因，痰湿凝结、湿气不散，造成体内肝郁气滞，痘痘纷起、大便不畅、口苦目赤等问题也就都随之而来了。此时按摩支正穴，就是利用支正将阳气引入正途，以此刺激小肠经，促进人体的消化功能，小肠经功能正常，痰湿之气可化解，这也是间接养脾补胃利运化的方法。

按摩支正穴的手法很多样，可用按、揉甚至是掐的手法，只要可以有效刺激就可以。因为它位于肉与骨之间，比较难以按到，所以按的时候一定要用点儿力气，按摩时可能会很疼，甚至还有酸酸的胀痛，这时要坚持住，把这种酸胀按开了，以后就会好很多。每次按摩100下左右即可，但按摩时不能急于求成，人体从脾到胃再到肠的运化总是需要一段时间的，一般半个月可见效。

支正穴的功能并不止这些，如果你身上总起一粒一粒的肉赘，也即我们平时所说的扁平疣，那么也是可以通过按摩这个穴位达到治疗功效的。特别是与胃经的丰隆穴和脾经的阴陵泉穴结合在一起，三穴同按，效果会更好。

可生暖的阳池穴，告别手脚冰凉

　　手脚冰凉是很多女性朋友的常见问题，但也正是因为其常见，所以才被广大女性朋友们所忽略，并不曾认真地去对待它。其实解决手脚冰凉问题并不难，我们身体中就有一个自己可以生暖的穴位，那就是阳池穴。我们只要每天对它进行按摩，长期坚持，手脚就会自动地慢慢变暖的。

　　全球气温越来越高，冬天也越来越暖了，但人的体温却越来越低。很多人都反映，自己经常手脚冰凉，暖都暖不过来，特别是长期在空调房办公的人群，一年四季都很少被太阳晒到，这方面的问题就更严重。不要以为身体温度变低不是什么事，免疫力低下、亚健康等问题都是由此慢慢引发的。手脚冰凉则是体温变低的一种最常见反应，不注意加以改善，迟早是要为之付出代价的。

　　有一次，我应邀去某单位给人家做健康讲座。当时是6月份，外面天气虽然热了点儿，但也不到不能忍受的地步。没想到刚一进他们的单位，就感觉迎头扑来一阵冷气，我下意识地缩了下脖子，对来迎接我的那位女主管说："嚯，你们这里真凉快！"女主管笑着说："还行吧，不开空调难过，开了空调真正好过的人也不多。"我对她这话倒不理解了，就问这是为什么。女主管叹了口气，说："不开空调吧，人热得不舒服，而且就算是人受得了，电脑估计也要罢工；可开了吧，温度又太低，总感觉一天下来手是凉的，脚是冷的，回到家都暖不过来，那种冷热不拘的感觉真不好受。"这下我明白了，估计很多女生都有那位女主管的心理，这空调开与不开都是错啊！

我对那位女主管说："今天我不如就给你们讲讲手脚冰凉的应对方法吧，应该很对症。"女主管一听笑了，说："这实在太对症了，公司里80%都是女生，大家平时穿得一个比一个少，这手脚冰凉就成了老大难的问题，你要能帮我们把这个问题解决了，那得解救多少受苦的女性啊！"她说得我都笑起来了。那天，我给大家讲了手脚冰冷的原因，这个基本没多少人关心，但说到改善的方法，大家就明显地踊跃多了。特别是说到按摩阳池穴功效强的时候，大家现场就演练起来，你的穴位不对啦，她的感觉很疼啦，一幅虚心学习、天天向上的场景。但那天的课我讲得开心，大家听得也都很开心，以至于后来女主管给我打电话说："老师，你上次给我们讲的那个方法太管用了，我现在都按上瘾了，现在大家都盼着你能再来给我们上一课呢。"

大家可能会好奇，阳池穴为什么会有这么大的功能，可以迅速改变我们手脚的温度呢？其实只从名字就能听得出来，"阳"即人体的阳气，"池"为聚集之所，阳池穴也就是阳气生发聚集的地方，它对人体的阳气流通自然起到领导作用。因此，中医认为阳池穴是全身血液循环的重要穴位，而且对人体激素的分泌也起着举足轻重的作用。

阳池穴是三焦经的穴位之一，我们都知道三焦经就是人体的热量之源，它总管着人体上焦、中焦、下焦的发热系统。三焦分别主持心脏、肺、消化器官以及泌尿器官，也就是人从上到下分别为三焦所管理。阳池穴作为三焦经的重要穴位，专门对聚集着的这些热量进行适当分散。对它进行按摩也就等于把自己身上聚焦的热量提取出来了。所以按摩阳池穴对改善手脚冰凉有着直接又明显的作用，非常好使。

阳池穴的位置在手背部，《黄帝内经》指出：阳池穴，腕背横纹中，当指总伸肌腱的尺侧缘凹陷处。我们寻找这个穴位时，可以把一只手张开平放在桌面上，另一手顺着中指与无名指的指缝中间向上，到腕背的横纹处，就是阳池穴了。平时我们完全可以利用工作之余，哪怕是路上坐车的时间，来随手按摩一下。

需要提醒的是，阳池穴并不敏感，按摩时需要更多一些时间，每次按摩应在10分钟以上。按摩时，可以先从左手开始，用右手中指按此穴，刚开始时可能会有微微的痛感，但继续按下去痛感很快会消失。只要按对了穴位，再坚持按下去，你的手脚就会慢慢暖起来的。

此外，按摩阳池穴还有一个对于电脑族非常有用的作用——可以有效改善我们日常因操作电脑常握鼠标导致的手腕酸痛，也就是我们常说的肩肘腕综合征。因此，这个穴位对于上班族实在可称得上贴心大穴。

爱美男女驻颜有术，常按内关就行

内关穴，位于腕内侧的掌长肌腱与桡侧屈肌腱之间，因此又被称为"两筋间"。经常按摩这个穴位，可以调治胃、心等相关病症，同时还能调理情志失和、气机凝滞等不适；更重要的一点是，不论男女，每天自己按摩内关穴还能起到美容养颜、保持青春的效果。

"永远年轻"，短短 4 个字，却是太多人都认可的最美的祝福。这也难怪，生活越来越好，谁不愿自己能年轻点儿，多享受一下生活呢？可问题就在于人怎么可能永远年轻呢？《黄帝内经》就说："女子五七阳明脉衰，面始焦黄，发枯委，六七三阳脉衰于上，面皆焦，发始白……男子五八肾气衰，发堕齿槁；六八阳气衰竭于上，面焦，发鬓颁白。"这段话告诉我们，女人过了 35 岁，就开始走下坡，先从脸上开始变老；男子一般过了 40 岁开始走下坡路，且首先从肾气的衰败开始。不论男女，面对青春的流逝，都难免会有一份无可奈何之伤痛。

在容颜和青春面前，不管是现代人，还是古代人，都是贪心的。所以，我们可以在过去的医典书籍中，找到一套又一套的养容驻颜的方子。去年，我在看一本医学古籍时，看到里面所写的那么多的美白养颜方法，就忍不住对爱人感叹道："我发现这世世代代的女人都放不下自己的脸，最终总要走上一条美容养颜的养脸之路啊！"爱人说："可是再保养又能怎么样？我现在眼角的鱼尾纹都出来了，额头也有细纹了，每每看到这些，就感觉自己老了，心情真的不好。"我当时也是为了安慰她，就说："这算什么大事？按我说的方法去按摩，肯定要比你的小姐妹年轻得多。"对于女性来说，可能对容貌的追求要远比对健康的追求更强烈，平时我对爱人讲的按摩养生穴她都坚持不了多久，倒是这美容穴，她一下就记在心里了，之后就天天按，只要没事就按。我经常看到她看电视的时候自己按摩。

我并没把这事太放在心上，如果不是有朋友来被再次提起，我可能也就再想不起它来了。一位较少见面的外地好友携妻来访，一进门看到我爱人，就惊叹地说："嫂子怎么越来越年轻了？"说着还对他老婆说："你看人家嫂子是怎么保养的，脸上一点儿皱纹都没有，你也好好学习一下。"虽然朋友的话有恭维的成分在内，但拿爱人与朋友的老婆的脸一对比，客观地说：虽然我爱人年纪长了 6 岁，但两个看起来真没什么年龄的差距感，我爱人的面色甚至比朋友的老婆更白亮，看上去更年轻一些。其原因自然要归于她每天坚持进行的按摩了。

爱人每天按的穴位就是内关穴，这个穴位最早见于《黄帝内经·灵枢》的《经脉篇》。它是心包经的常用腧穴，对益气安神、宽胸理气都极有好处。我们说人体衰老必定是先从气血不能上达于面部开始，脸上的皱纹也因此日渐增多，并慢慢变得黄暗。与此同时，《黄帝内经》也说："心主神明，其华在面。"这句话就是说，只有心神气血充盈了，人的脸上才会有红润之光。按摩内关穴也就是为心的气血进行疏通，只要心血充足了、畅通了，有一个满是光华的面部自然也就不是事儿了。

不仅如此，内关穴还有调节人情志的作用。一个人如果始终抑郁烦躁，则她衰老的速度肯定比同龄人要快得多。所谓"调心养血"，如果情志不足，则气血肯定是养不起来的。按摩内关穴可以调节人的心情，进一步促进气血的顺畅。由此可见，内关穴是让人走向年轻、走向好肤色的药引子，从内到外进行调理，让人保持年轻自然也就不难了。

内关穴位于我们手臂的内侧，找到腕横纹，然后上延 2 寸的地方就是。寻找它时，我们可以把手掌轻轻握起来，手腕保持平放，然后用另一只手的食指、中指和无名指并排放在腕部，食指所按之处就是内关穴了，它有点儿小小的下陷，在两筋之间，因此又被《黄帝内经》称为"两筋间"。每次手指点上去时，人会立刻感觉到有酸胀感。

在按摩内关穴的时候，我们可以用拨动的方法，因为它处于下陷的两筋之间，想要按到就有点儿困难，再加上会有较明显的痛感，让人不容易坚持下来。而拨就是用大拇指竖于两筋处，然后来回摆动手指，这样就可以很轻松地按摩到内关穴了。

按这个穴位不只会让人的容貌变得年轻，更重要的还在于，它对于心脏、胃等部位的疾病都有较好的治疗作用，如头痛、腹泻等，正如《胜玉歌》中所说的"取内关于照海，医腹疾之块"。此外，晕车的朋友，也可以按摩一下这个穴位，会对晕车有一定的缓解作用。

第七章

孩子有病找对穴，不用吃药不打针

孩子拉肚子，神阙穴巧应对

神阙穴，又称脐中，也就是我们通常所说的肚脐眼。它有温补脾肾、回阳救逆的作用，可以直接沟通脾、胃、心、肾等器官。孩子拉肚子时，为他按摩神阙穴是一个很好的缓解方法。不仅手法简单，单纯的按揉就好，而且不只有治拉肚子一个好处。

古话说："不养儿不知父母恩。"我们作为儿女的，可能长到二三十岁了，还对父母对我们的付出看作理所应当，完全不能体会来自父母无私的爱意。可一旦成了家，有了自己的孩子，我们才会发现，就是拿出整颗心来放在孩子身上也是不够的。可以说，我自己也是因为儿子的出生才真正理解了父母对我的爱。

记得我儿子不到两周岁时，有一天突然拉肚子，并且哭闹不止。爱人急得打电话给我，说："你快回来看一下吧，儿子病了，拉肚子。"我问她吃了什么，有没有发烧什么的情况，爱人一一回答我，然后说："从吃完中饭到现在，一下午拉了 3 次了，小脸发白，再加上又哭又闹，现在已经没什么力气了。"我推断儿子应该是消化不良了，再看看门诊外的病人，排了老长一大队，我也不能说走就走。于是，我迅速想到按摩穴位的方法，我对爱人说："你别急，先不要给孩子吃药，洗一下手然后搓热了手掌，在他肚脐眼上做逆时针按摩，我下了班就赶回去。"

虽然这样告诉了爱人，但说实在话，一下午我心里都感觉不安，怕爱人应对不了，怕儿子的病情有变，甚至想到了自己小时候生病，父母忙里忙外的情形，总之那一刻真正感受到了父母爱子的那份情深意切。直到下午6点，我才收拾了东西往家赶。没想到回到家，小家伙已经安稳地睡着了，问爱人又拉了没有，爱人说拉了1次，但也没什么可拉的了，现在儿子虚弱得很。我试试他的体温，摸一下脉搏，便对爱人说："没事了，他就是消化不良了，等晚上我再继续给他做做按摩就好了。"儿子睡到8点多醒来，我又接着给他按摩肚脐，然后给他喝了点儿大米熬的汤，一粒米也没给他吃。第二天早上我醒来时，小家伙已经好好地坐在那里自己玩了。我瞬间感觉心情好了很多，趁着爱人做早饭的时间，再次为他按摩了肚脐。早饭以稀粥代替，儿子拉过肚子之后胃口似乎很好，但我还是限制他的饮食，只给他吃了稀粥。爱人在一边还说："他会不会饿啊？要不给他吃点儿容易消化的面食吧。"我说："不用，中午可以稍微吃一点儿面条，不要油了，儿子刚刚清理了肠胃，现在还不能给其增加负担。"儿子就这样吃了差不多两天清淡的饮食后，就又变得活力如初了。

在这里，我想提醒一下年轻的父母们，孩子病了心里肯定都着急，但还是不要动不动就给孩子吃药打针为好。就比如这拉肚子，虽然我也着急，但我首先想到的肯定不是止泻药之类。可以通过自身来调理疾病，我们为什么不好好利用它呢？

我给儿子按的穴位就叫神阙穴，也就是肚脐眼，它属于任脉，是人体的阳穴。它可以说是人体最隐秘的一个穴位，同时也是非常要紧的一个穴位。《黄帝内经》说神阙穴："夫十二经脉者，内属脏腑，外络于肢节。"《医学始源》也说："人之始生于脐与命门，故为十二经脉始生，五脏六腑之形成故也。"人体的五脏六腑、五官九窍、肢体筋骨皆受神阙穴的影响，给这个穴位进行按摩，就是直接对脾、胃、肠等脏器进行散结通滞。消化不良引起的拉肚子，也就是脾胃失调所致，按摩神阙穴不仅能和胃理气，还能健脾补肾，使生命自身的阳气充盈、精神饱满。

不过，需要说明的是，如果是受凉引起的拉肚子，我们按摩的手法应该是以顺时针的方向来进行的；而如果是消化不良、胃脘疼痛等所引起的拉肚子，则以逆时针的方向来进行。因为我们说过，顺时针为补，逆时针为泻，既然是受了凉当然要补；反之消化不良这类的拉肚子多是胃部积食，以及脾胃不调，我们首先要做的是帮他泻掉胃及脾肠之负担，所以才用逆时针的手法按摩。

通常按摩神阙穴时，家长应该先把双手搓热，然后以双手交叠放在孩子的肚脐上，轻轻按摩。如果是为了治病，则不能少于5分钟的时间，而且时间越长，对病情的缓解就越有利。如果是平时对神阙穴进行保养，那就可以根据自己的时间来定。但要记住，在空腹的情况下进行按摩，效果才会最好。总而言之，经常按摩神阙穴，不但会让孩子气血调和，还能增强体质，是既简单又易操作的保健之法。

孩子不吃饭，推动三关健脾胃

人体穴位之中有上三关与下三关之分。当孩子胃口不好、不爱吃饭时，可以从上三关找方法解决。具体做法就是从孩子拇指处开始，然后向肘部推动，这就是推三关。推三关可以有效地解决孩子气血不足、体质不强、脾胃不佳等问题，能够很快改变孩子不爱吃饭的情况。

现代的家庭结构，往往每家都是爷爷、奶奶、姥姥、姥爷、爸爸、妈妈围着一个宝宝打转。可就是这样，孩子也未必就领情，该生病还是会生病，该闹脾气还是闹脾气。就拿吃饭这问题来说，有多少家长追着孩子的屁股跑，就为了让孩子多吃一口饭。可这样真的有用吗？恐怕家长们都还得另外找找原因才行。

有一次，在医院的食堂吃饭时，我与李教授坐在一起。我们两个正吃着时，药房的汪姐端着饭走过来，看到我就说："我天天说去找你，可一直没机会，这回可被我遇到了。"我也好奇，开玩笑地说："找我是要签名吗？我好像也没多出名啊。"李教授就笑，说："真等你

191

出了名，估计我也没机会和你一起吃饭了。"汪姐则笑着说："别臭美了，你以为只有你忙啊？我也是天天忙得脚不沾地面。"我就问："那你找我干吗？"汪姐把饭向一边一推，说："还不是我们家那小祖宗吗，都3岁多了，每天吃口饭真难啊！一家人轮班地与他斗智斗勇，气得我常说：'我工作一天这么累，下了班还得和你绕，这是上辈子欠你的吗？'所以我想这样下去也不是办法，就想找你给我出个主意，看怎么改善一下。"我听明白了，就是孩子不爱吃饭。

我笑着说："多大点儿事，你直接打个电话给我不就行了。"李教授在一边郑重其事地说："多大点儿事？我告诉你，现在关于孩子的可没小事。"汪姐也附和着说："你别站着说话不腰疼了，我们全院都知道你儿子省心，你快教教我该怎么办。"我说："真想知道？"汪姐瞪着两只眼睛看着我，说："当然想知道啊。"李教授也说："你就告诉她吧，别吊着人家的胃口了。"我看着汪姐一脸的期待，很认真地说："每天给孩子推三关，用不了多久你就像我一样省心了。"汪姐还一直看着我，我被她看得有点儿不知所措，说："吃饭吧，还看我干吗？我又不是三关。"一句话把他们都逗笑了。汪姐认真地说："这也太简单了吧？"我说："孩子本来就不复杂，都是家长自己给弄得复杂化了。"过了多久我也忘了，反正有一次在街上遇到汪姐带着她们家的孩子，小家伙虎头虎脑的。汪姐说："自从推了三关，吃饭可算省心了，而且你看，人也比原来壮实了好多。"

《黄帝内经》告诉我们："脾，为后天之本。"不仅如此，脾"主气血"。一个孩子从出生到长大，这一段发育过程所需要的营养皆来自于脾胃化生。可是孩子小的时候因为脏腑形气未充，自然脾胃多不足，我们说孩子的脏腑娇嫩就是这个原因。因而孩子的脾胃最容易为饮食所伤，而长期得到不正常的水谷运化，那他们的食欲也就逐渐发生问题了。不仅如此，有的孩子就算爱吃东西，可也是吸收有限，经常会腹胀、消化不良，这从他们的大便中就可以判断出来。这样时间久了，不但孩子的脾胃易受到伤害，体质也会变弱，易出现脸色发菜、免疫力低等状况。

再说推三关，其主要作用就是调理孩子的脾胃。三关为肺经穴位，而肺主宣发，对气血运行有着重要的作用，加上三关为温阳之穴，推动它不但能助气活血，还能增补元气。我们说，一个人若元气足，则气血活，身体也就强。我们知道，气血可以滋养脏腑，进而养身，推三关可以助气活血，自然对脾胃有着良好的助益。《黄帝内经》就说，三关的主治之症就是食欲不振、体弱多病以及气血虚弱、腹痛腹泻等。有的中医甚至认为，推三关可代替麻黄、肉桂等中药。这些药都是发汗散寒的药物，有着助阳之效。由此可见，推动三关就等于直接激发孩子自身的阳气，让他能吃能喝、营养充足。

在推这个穴位时，最好用拇指或者中指、食指并用来进行，自孩子的大拇指的外桡侧开始直线向上，一直推至肘部的横纹处。轻重要掌握好，太重了会伤孩子皮肤，太轻了没什么效果。家长可适当地在孩子皮肤上涂一点儿按摩油，每次从下至上推200下左右，或以孩子的皮肤微微泛红为度。这样推上一段时间，不但可以增强孩子的食欲，还能调理孩子的气血，促进消化吸收的能力，让孩子的身体在不知不觉中变得强壮起来。

孩子咳嗽老不好，辨证按摩效果好

孩子咳嗽，尤其是咳个不停，父母往往最揪心，恨不能自己去替孩子受这份罪。与其这样揪心，不如动手为他做做按摩。人体的劳宫穴、心俞穴、肺俞穴等都可以很好地治疗咳嗽。不过在按摩之前最好要分清孩子咳嗽的症状，因为只有对症而治，才能真正显其功效。

行医这么多年，最让我感慨的还是中医的辨证之学。这样说也有原因，因为人体穴位几百个，不懂的人通常只会望文生义，又或者看人学样，就会说这个穴位可以治这种病。可他们却不知道，即便是同一种病症，按摩的穴位也可能不相同，原因就在于辨证而医才是中医的精髓。

我遇到过这样一位年轻的妈妈，孩子两岁半，是女孩。孩子不明原因地咳嗽，身体热但不烧，年轻的妈妈便对着孩子的症状到网上找资料。她看到人家说孩子咳嗽按肺俞穴和劳宫穴很有效，于是她按着介绍来做，每次按摩100下左右。可连着做了两天，孩子的咳嗽一点儿也没有减轻，这下她淡定不下去了，直接带着孩子到医院来。我看孩子口唇发干、鼻涕发黄，而且舌苔有一层薄薄的黄腻，号脉时感觉浮数发滑。这应该是风热引起的肺咳，我如实地告诉年轻妈妈。她听完了就说："可我明明给孩子按摩肺俞穴了呀？还有劳宫穴。网上说这两个穴位对咳嗽非常有效呢。"我被她的话给讲笑了，有时遇到一个爱学习的妈妈心里会很安慰，但也意味着你要对她讲更多的话，因为她似懂非懂，就会问个没完。

我只能慢慢给她讲："你的方法是对的，但却与你女儿咳嗽的症状不相符。你女儿是风热犯肺所引起的咳嗽，对症的方法应该是退六腑、心俞穴及内劳宫才能清热止咳。"说到这里，这位妈妈立刻就打断了我的话，问："内劳宫穴在哪里？劳宫穴还分内外吗？"这就是问题，当我们对穴位的理解停留在一知半解的状态时，往往就会好心办坏事。原来这位母亲每天给孩子按的都是外劳宫穴，也就是手背上的劳宫穴。《黄帝内经》有详细的说明："欲儿发汗，手揉儿内劳宫，向左而运之。"她给女儿按外劳宫当然就起不到这个效果了，因为外劳宫是去潮热及止泄泻的。这位妈妈的做法只会越按风热越泻不出，咳嗽怎么能好呢？所以我告诉她按内劳宫穴、心俞穴各100下及退六腑300下，每天1次。没过几天，我就听她说孩子咳嗽减轻了。

也正是因为经历了这件事，让我想提醒各位年轻的妈妈，给孩子做按摩时，最好是辨证后再进行，不然，不但可能达不到应有效果，还可能会引发严重的后果。我就将咳嗽不同症状一一做下分析，告诉大家不同症状应该如何区分，又该如何对待。

中医将咳嗽主要分为两大类：一是外感引起的咳嗽，二是内伤引起的咳嗽。同时，外感与内伤咳嗽又进一步可被分为不同的几种情况。

首先说外感引起的咳嗽，它可分为两种咳嗽症状：第一种就是风热犯肺。这种咳嗽的患者通常有黄痰，呈黏稠状，而且嗓子也痛，身上发热，四肢及头都会感觉疼；同时，还有口干、流黄鼻涕的症状，就像前面那位年轻妈妈的女儿一样。这时要做按摩治疗，那就得按内劳宫、心俞穴及退六腑，这样可以通过出汗，进而起到清热、泻火并止咳的效果。

外感的第二种情况就是风寒袭肺，这种一般多发于冬天。风寒咳嗽通常都会有气喘气急的感受，同时伴有鼻塞、流涕、发热、身体酸紧的症状。这时可以按外劳宫，并加按背部的脾俞及肺俞，起到发散疏通的功效，从而止咳。

内伤引起的咳嗽则要更多样一些。第一种是常见的阴虚燥咳。这种咳嗽一般没有痰，就是干咳，经常感觉口干，手心脚心发热，而且睡觉时会有盗汗的现象。遇到这种情况应该按内劳宫穴，但要外加三关与清河水两个穴位。这就是引水入源的方法，通过打通自身的经络，泻热补气，进而止住咳嗽。

第二种是肺阴亏耗。这与阴虚的咳嗽症状相差不多，但会有少量的痰，而且有时痰中会夹有血丝，咳嗽的声音短促。此时，应该从泻肺经着手，就是从小手指的第一节一直推到最后一节，以达到肺经疏通、补充亏耗的气血之效。

第三种内伤引发的咳嗽是痰湿型。这种咳嗽就是体内痰湿凝滞，从而阻肺不振所致。通常咳嗽的频率反反复复，特别是早上咳得多，明显有痰，而且厚重，有时会感觉憋在胸口喘不过气来。咳完之后，人会感觉累到发虚，吃点儿东西还容易腹胀，大便又不成形。这时应该以去痰湿为主，对板门穴、内八卦分别进行按摩，一般来说，痰湿除了，咳嗽也就停了。

除了以上几种类型外，咳嗽当然也还有其他的类型，但那些分类就太专业了，也较难掌握。对于家长来说，将日常经常发生的这几类掌握了，能够正确分辨了，也就足以应对孩子的小咳嗽了。

孩子总流清涕，就找迎香穴

迎香穴，大肠经的一个腧穴，不仅可治疗鼻炎、鼻塞、牙痛等常见不适，还有另外一个年轻妈妈们都喜欢的功效，那就是止鼻涕。当孩子感冒，清涕流个不停的时候，给孩子按摩一下迎香穴，不用多久，就可以起到止涕的效果，快速又好用。

感冒，是每个孩子成长过程中都不免会时常发生的病症，每位家长也因此都总结出了一套自己认为对付感冒发烧有效可行的小妙方。可是，感冒症状的另一个问题——流清涕，却令很多家长束手无策。总流鼻涕是对身体有所损伤的，及时地止住它，才能表明孩子的感冒真正好了。

我在网上整理自己的博客时发现，我身边竟然就有这样一位有心的母亲——曾经在我身边实习的小张医生，她把自己孩子遇到的问题都记下来，连同方法分享给大家。小张是位年轻的"80后"母亲，能做到这样细致实在难得。文章写得很简单，描述的就是她给自己孩子止清涕的做法。内容大体是这样子：宝宝11个月零4天，可是那天下班之后，她发现宝宝咳嗽了，虽然没有痰音，可还是引起她的注意。当她抱起宝宝的时候，宝宝打了一个喷嚏，接着就有清鼻涕流出来。擦干净后，没一会儿，宝宝又接着打喷嚏、流清涕，她断定宝宝是感冒了。于是，她当晚就为宝宝的肺俞、膻中等穴位做了按摩。但整晚宝宝睡得都不好，鼻塞和咳嗽一直都有。孩子总是哭闹，于是，她就请假在家照顾宝宝，这中间她给我这个老师打了电话请教，我告诉她再次给宝宝做按摩，并加揉迎香穴、太阳穴（对此，我自己早已经完全不记得了，惭愧）。到了下午，她再次为宝宝做按摩，宝宝开始出汗，感冒症状得到了缓解，可清鼻涕一直流。晚上时分，她再次打电话给我，我让她继续揉迎香穴（我仍然是全无印象）。早上起来之后，她发现宝宝睡得很香，而且也不流鼻涕了。她便收拾一下匆匆上班去，到了下午打电话回家，一问宝宝已经完全好了，没有鼻塞，清鼻涕也不见了。

文章中记载的事我虽然全都忘了，但文中多次提到让她给孩子按迎香穴，这一做法则是完全正确的。因为，作为大肠经上的腧穴，迎香穴可祛风通窍、理气止痛，本身就有治疗与鼻子相关疾病的作用。不管是对鼻炎还是鼻塞，甚至牙痛等症，都有着很好的疗效。迎香穴虽属大肠经，但与胃经为邻，所传输的是胃经之浊气。也就是说，大肠经与胃经的气机往来完全靠它的运输来解决，当人感冒了之后它就处于只收不运的地步。此时，胃经与大肠经的天部之气凝而为水，无处运化，只能化涕流出。按摩迎香穴就等于及时打开大肠经与胃经之间的运输通道，让这些气物得到有序的疏通，清涕自然也就得到化解了。

这个穴位位于上唇的方肌之中，也就是我们通常说的法令纹处，给孩子找这个穴位时，直接从他的鼻翼两侧向外1厘米处找即是。《黄帝内经》讲得很清楚，对这个穴位求病，就是"寒则补，热则泻"。

孩子流清鼻涕当然是风寒所致，而顺为补、逆为泻，那一定要补，所以顺时针按摩就对了。

在给孩子揉这个穴位的时候，一定要注意将指甲剪掉，以免划伤了宝宝的皮肤。另外就是洗手，卫生是第一位的，永远都不能忽略。这些前提工作做完了，便将中指或者食指放在穴位上，顺时针轻轻按摩60下。力气不能太大，可以点、按的手法结合交替进行。一天可多做几次，特别是流清涕严重的孩子，可早、中、晚3次按摩，按完之后最好再用热毛巾给孩子敷一下鼻子。效果绝对超乎你的想象，孩子会很快就鼻通涕止了。

另外，家长也可利用此穴给孩子防治未病，比如想预防感冒，效果同样很好，方法也很简单，每天用手指给孩子轻轻揉搓这个穴位，每次30下，然后用食指点按迎香穴，一般点按1分钟就好。这样经常做一做迎香穴的按摩，不但能为孩子宣肺利窍，还能固表通阳，感冒就再也不会轻易来犯了。

孩子发烧了，请来"天河水"帮忙

中医认为，按摩天河水穴，引水上天河，可治一切热症。所以当孩子高热不退时，家长与其忙着去医院挂号、就诊，为孩子吊盐水，倒不如通过它，亲自动手来为孩子泄热退烧来得直接，而且按摩无副作用，完全不用担心有害，唯一要注意的就是手脚冰凉的孩子不要用这招去烧，切记。

平时孩子闹腾总感觉他太能闹，甚至还要缠着你一起疯一起玩，这时的家长虽然会有点儿烦心于小朋友的难缠，可心中却一样充满了幸福感，尤其是在感受了孩子生病时，为人父母的那份焦虑心情后。在这里，我建议家长们不妨提前学习一点儿应对孩子小毛病的救急方法，以免面对孩子可能出现的这些小问题时急得六神无主。

有一次，舅舅家的表姐带着孩子来北京玩，可能是天热干燥，再加上白天玩得太累了，到了晚上，孩子就发起烧来。表姐看看已经10点多了，怕打扰我们休息，就拿出自己随身带的退烧药物喂给孩子一些。

可到了半夜 0 点多，她却发现孩子不但烧没退，反而还有加重的迹象。这下她着急了，叫我们又不好意思，不叫又不知怎么办，急得在客厅里来回打转。爱人听到外面有声音，于是推我说："你听听外面是什么声音？是不是进来小偷了？"我听了听，确实有人走动，但可以肯定这不是小偷，很好理解，小偷夜半进人家，哪有那么大的响动，而且脚步明显就在一个地方来回踱，我说："睡吧，不是小偷，可能是表姐哄孩子呢。"

这样过了半个多小时，表姐再给孩子测体温，39℃了。这下她也顾不得别的了，直接敲响我们的房门，叫我说："宝宝发烧了，家里有药吗？"我虽然是医生，可这样的药还真不常备，一是自信可以应对得来，再就是我不提倡一发烧就给孩子吃药，所以一直不会准备。于是，我安抚表姐说："别急，我先看看宝宝的情况。"当时，小家伙处于半醒半睡的状态，脸蛋发红，鼻翼一鼓一鼓的，呼吸挺急促。表姐在一边着急地说："10 点多的时候吃了退烧药，可一点儿用也没有，现在怎么办？"我说："已经吃过药了，你还要再给孩子吃药，这样孩子怎么受得了？宝宝白天是不是喝水不多？"听到表姐肯定的回答，我也就确认了宝宝发烧的原因与类型。于是，我洗了洗手，顺便在手心里倒了点儿爱人的润肤油，顺着孩子的手臂内侧，由下向上推起来。这样推了有 20 多分钟，直到孩子的胳膊发红，我才停下来，对表姐说："应该没大问题，不用急，明天如果还烧，我再给他调理。"等到第二天早上，我一起床就看到表姐已经与爱人在准备早餐了，表姐非常不好意思地说："孩子已经退烧了，这会儿睡得正香呢。"

我晚上帮表姐家孩子推的正是位于手臂上的天河水穴。为什么天河水穴对退烧会这么有效呢？我们可以先来对它做个基本了解。天河水穴属心包经，对祛肝火最有效，不仅如此，对那些手脚发热、汗出烧

201

不退等热症也非常管用。这就像穴位的名字——"天河水"。我们可以想象，人发烧就等于体内起火，而引水来浇自然是灭火之势。我从下向上，逆推心包经，这就是引天河水浇灭热症的方法，直接泻肝火，与此同时也补了脾经之气血。肝火被水浇灭了，人体感觉到了清爽，而脾经也因为有气血的补充，得到正常运化，身体营养得以补充，垃圾得以运出，如此孩子也就好起来了。

所以，当孩子突然得了热症时，父母就可以为他推一推天河水这个穴位。具体操作时，可以从孩子的腕部横纹处开始，然后一直沿着胳膊的内侧向肘关节处推，一直到肘横纹处，也就是肘窝里。推的时候用力不要过大，孩子皮肤娇嫩，可适当涂些润肤油之类。以不少于300下为准，如果孩子的皮肤能承受，则也可以多推几下。注意，孩子发烧时，情绪一般都不会好，做父母的，这时千万不要拉过孩子的胳膊来直接就推，以免引发孩子的不安，引发或加重咳嗽，最好在孩子睡着后轻轻地进行。此外，最好借助一些润肤油或推拿油，以减少可能给孩子皮肤带来的痒痛。

最后，还要提醒大家的是，天河水是退烧的重要穴位，但却不是所有的烧都能退。比如说有些孩子是因为虚寒而起的发烧，表现为畏冷怕风，这时千万不可推天河水。原因也很容易理解：本来就是受凉引起的，此时身体自然怕冷，你再引水浇他，那不是雪上加霜了吗？所以对症才是最重要的，父母在运用时一定要懂得辨别，并区别对待才行。

扁桃体总发炎，点少商穴为抵抗力加油

少商穴，属手太阴肺经，五行属金，是一个不起眼也不为多数人所知的小穴位，不但专治咽喉肿痛、肺炎、气逆等症，对治疗扁桃体发炎更是手到病除。方法很简单，用力按摩就行，也可用针刺血。这两种方法对于急慢性的扁桃体发炎都有立竿见影的效果，家长们最好记下来以备不时之需。

扁桃体发炎是一种较常见的病症，特别是对 3 ～ 10 岁的孩子们来说，因为他们这时身体的抵抗力相对较弱，再加上这一阶段是扁桃体最大的时间段，所以发病率极高。扁桃体发炎很常见，同时它可能诱发的问题也往往很严重，如急性扁桃体发炎，就很容易引起链球菌的感染，从而诱发心肌炎、肾炎甚至是风湿性心脏病等致命的大病。就算是慢性的扁桃体发炎，其影响也是不容小觑的，扁桃体发炎首先必定影响饮食，咽部的异物感会阻碍正常呼吸，影响正常的睡眠。如此吃不香睡不好的时间长了，就会直接关系孩子的正常发育。所以，千万不要小看扁桃体发炎，及时治好它是很有必要的。

我前段时间就接诊了一个小病人，一个6岁的男孩子。他母亲焦急地说："孩子发烧了，一直喊嗓子疼。"我问男孩子："什么时候开始疼的？"男孩子只是摇摇头，嗓子疼得已经说不出话来了。我给他做检查，发现孩子情况有些严重，扁桃体发炎，红肿得很，而且出现了脓点。这位妈妈简直太粗心了。我说："孩子应该不是今天才疼的，早点儿发现哪会这么严重。"妈妈急了，说："我儿子平时特皮实，感冒都很少，他说嗓子疼我还以为就是普通的上火呢，就没当回事，谁知道这么严重啊！现在怎么办？要挂针吗？"这大概是很多父母看医生，尤其是看西医时，最常见的行为和最常问的话了。但我恰恰对这种做法很不赞成，不是我反对西医，而是我更受"治标需治本"观念的影响，在我看来，简单的挂针并不是消除炎症来源的方法。

于是，我一边鼓励男孩子，一边拿出针灸的银针，在孩子的少商穴上刺了一下，迅速地挤了一滴血出来。孩子没多少痛感，之后，我又在他的背部膀胱经刮痧，并不是很重的那种，刮了50下，然后拍拍男孩子说："好了，现在感觉怎么样，小伙子？"男孩子居然笑了，还说了来到这之后的第一句话："不那么疼了。"那位妈妈都感觉惊讶，说："这么快就见效了？"我说："带孩子回去吧，记得别给他吃硬的食物，吃点儿面或者稀粥就好。"

第二天我刚上班，接诊的第一个号就是昨天那位粗心的妈妈，她兴奋地说："我的孩子已经上学去了，说完全没事了。"我倒不解了，就问："那还有问题吗？"那位妈妈才说："我就是想来问一下，我妈妈今年63岁，经常会嗓子疼，你昨天的那个方法我妈妈可以用吗？"看来这位母亲虽然粗心，但有着举一反三的优点。我告诉她："自己掌握不好，最好不要刺血，只按摩就行了，治疗嗓子疼的效果也不错的。"

最后，我又嘱咐她记得给孩子继续按摩少商穴，她随后才走了。

对感冒中的孩子来说，扁桃体发炎是再常见不过的事了，有的孩子甚至会出现扁桃体反反复复地发炎，只要感冒就发作，西医甚至因此有了一个一劳永逸的建议——摘除。但这并不是上上策。要知道扁桃体是人体健康的一道保护屏障，可以抵御外来的侵邪。摘除它也就意味着身体健康的小闹铃被关掉了，有什么先兆也不会被通知，这并不是什么好事。其实，学会按摩少商穴这个再简单不过的办法，就可以解除广大父母的后顾之忧了。

少商穴是手太阴肺经上的一个穴位，《黄帝内经》对它有记载："位居肢体末端，脉气细小。"也正是因为如此，所以才取名少商。它的位置就在我们大拇指的桡侧，距离指甲约0.1寸的距离。这个穴位在人体五行之中属金，所以与呼吸系统、肺脏直接相关。对它进行按摩最能泄热开窍、回阳救逆。

中医认为，人之所以会扁桃体发火，就是因为肺、胃之火上冲，或者外感风邪侵袭以及阴虚火旺所致。扁桃体不耐热，当人体有了热邪时，这个位置就首先做出反应，起到保护肺部、避免肺脏受损的作用。所以按少商穴或者刺少商穴就是直接为它泻火，促进血液的正常流通。

我之所以选择给那个男孩做刺血治疗，是因为他的情况比较严重，扁桃体发炎化脓是会导致孩子昏迷的，他的高热体温就是在呼救：我抵抗不住了。这时我们必须要让它快速地将火泄出去，而刺血疗法能最直接地疏通扁桃体内部的血脉，让它的积郁有一个出口。再加上刮痧，自然就有事半功倍的效果了。如果在孩子扁桃体发炎的最初就已经发现，则完全没有必要去刺血治疗，只用指甲用力掐少商穴就可以解决问题了，保证扁桃体也会很轻松、迅速地恢复健康。

宝宝便秘了，推拿大肠经促畅通

经常便秘，说起来似乎是小事，但对宝宝的影响却很大，往往会导致宝宝睡不安稳、食欲减退、哭闹等不适的出现。因此，宝宝便秘便成了很多家长都很烦恼的一件事。其实宝宝便秘有一个很简单的解决办法——推拿大肠经，那么宝宝便秘的烦恼就能很快地被化解。

宝宝生病是一件让大人很头疼的事，尤其是那些不满1岁的小宝宝。面对那么小而娇嫩的他们，做父母的更是完全不知道该怎么对待才好，打针怕痛，吃药怕苦，碰一下就怕把孩子碰痛了。宝宝便秘是成长过程中经常出现的一件事，尤其是吃奶粉的宝宝，更容易发生这种情况，很多人也都曾为此请教过我，一个朋友也曾专门让我给他的宝贝女儿治疗过便秘问题。在这里，我就给大家介绍一个轻松治疗宝宝便秘的小办法。

我这个朋友，今年37岁，前几个月才得了个宝贝女儿，对女儿真是宝贝又上心得不得了。不只是涉及他女儿自身的点点滴滴，就连他老婆吃的，因为孩子是间接的受益者，所以都无不亲自过手，更是三天两头地找我请教：吃什么奶水好，房间的温度是多少，盖多少被子……有时我被他烦得不行，就说："我好歹也是教授级别的，又不是妇产科的实习大夫，你能别拿生活常识的事问我吗？"他却一点儿也不在意，还说："别这样说，将来你家儿子要是追我家女儿的话，咱们还能做亲家呢，你对未来的儿媳妇就不能用点儿心啊？"我被他说得哑口无言，从此只好时不时地充任一下他家的私人医生。

有一次，我在导师家里参加聚会，就在大家聊得特别热闹的时候，他的电话进来了。没等他说话，我就抢先说道："我今天请假，不能做你家的私人医生。"他着急地说："这次真不是小事，我女儿都两天没便便了，小肚子胀得绷绷的，还老是哭，这可怎么办呢？"这还真不是小事，宝宝才5个多月，老不大便可受不了，时间一长什么问题都该出来了，我顺嘴就说："快给她推大肠经。"朋友一个大男人都快急哭了，说："我哪知道哪是大肠经啊！她这么小，这么娇弱，就算知道，我也不敢下手啊！连我老婆也已经蒙了，你快来帮我们一把吧！"没办法，我只好从导师家直接赶去了他家。看看孩子，小脸发红，唇色也比平时深一些，小肚子已经胀满了似的，完全是体燥便秘的征象。于是我洗好手，握着这个小女婴的细嫩手掌，从虎口处开始向食指的指端轻轻推动，朋友夫妻在一边看着。这样推了200下的样子，小女婴安静下来，感觉慢慢睡着了。我继续给她推了200下，这才停下来，对朋友说："慢慢等吧，睡醒应该就没事了。"果然，孩子一觉睡到下午4点多，醒了就大便了，虽然有些干燥，但总算便出来了，便便一完小家伙就恢复了昔日活泼可爱劲头，朋友也是彻底地折服了，竖起拇指大赞道："真是太神奇了。"

其实，这真不算什么神奇的事，推大肠经治疗便秘是中医常用的招数，相信很多懂得穴位经络的人也明白。正如《黄帝内经》所说："大肠有寒，鹜溏；有热，便肠垢；大肠有宿食，寒栗、发热有时，如疟状。"作为人体的阳明经脉，大肠经的气血原本就是很充足甚至盛极的，也正是因为它气血盛足，才能帮助人体增强补充阳气。如此旺盛的阳气，偶尔引起人体干燥便秘也在所难免，特别是对一个不能自己控制衣物和饮食的孩子来说。当然，我在这时帮孩子刺激大肠经，肯定不是让它继续发热的，而是散去多余的火气。没错，这也正是推拿大肠经的另一个重要作用。

大肠经起于食指的商阳穴，止于脸部的迎香穴，全经共20个穴位。虎口又称为合谷穴，为人体阳气最盛的地方，与肺相表里，对治疗热病最为有效。同时，商阳穴也具有这个功效，可以说这两个穴位对于大肠经来说是最能促进大肠经气血生发的，可以加快人体阳气上升，促进新陈代谢。

不过需要强调说明一下，我给朋友家孩子做的推拿并不是顺势而上，而是逆势而行，所以称为推。我们都知道，经络推拿的一个共知的秘诀就是顺为补、逆为泻。朋友家孩子大便干燥引起的便秘是体内火热所致，所以这时绝对不能补，而应该泻火。我从虎口穴向食指指尖推动，就刚好是泻大肠之火气，这在中医里又称为清大肠。中医认为，逆推大肠经，有如吃大黄、枳实一般，对清热通便非常有效。

现在大家都知道了这个小秘诀，宝宝再便秘就不用着急了，帮他清一下大肠，便秘便难的问题也就轻松解决了。但千万要记牢，干燥所引起的大便不通是逆推大肠经，如果你家宝宝有腹泻的问题，顺势而补就对了，不吃药不打针，保证你的孩子很快好起来。

孩子老尿床，四穴合用治病又强体

人体元气之首为百会穴，常按可提升人体的阳气；肾俞穴、三阴交穴及中极穴则是补肾气、升举收敛的大穴。如果你的孩子经常发生尿床事件，那么合用这四个穴位，不仅能轻松改掉孩子尿床的问题，同时还有助于增强孩子的体质。

孩子老尿床，虽然不是什么大事，但是做家长的总不免为此心疼又着急，除了任劳任怨地帮助孩子清理卫生工作之外，还要一夜起床几次，以关照孩子起来小便。这样时间长了，相信大人不免会烦，孩子自己也难免会在心理上留下不好的影响。其实中医对此也早有解决办法，帮孩子按摩一下穴位，就能改变这一状况。

暑假的时候，我这里来了一个9岁的小男孩，被老爸老妈一起"押"着进来的，小朋友似乎非常抗拒。我就问："哪里不舒服了？"孩子头扭到一边，直接不理我。他妈妈说："医生，这孩子是不好意思了，你千万别在意。他今年9岁了，哪都好，就是经常会尿床。为此不知看了多少医生，却都没什么作用。听说你这里后，这不就赶快过来了？还请你快帮我们看看吧。"原来是这样，孩子都这么大了，还老是尿床，难怪他不高兴我问，孩子的自尊心有时比起大人可还要强。我就对他说："没事，别当回事，叔叔保证给你治好。"没想到一句话，小朋友立刻就来了精神，问："真的吗？"我笑着说："不信你试试。"然后，我就准备给他针灸，看到我拿出来的那些针，小男孩再次不高兴了，挣着就要往外跑。他老爸拼命拉着他，说："不疼，就像打针一样，一下就好。"可怎么说小男孩也不听，甚至为此大哭起来。

我看针灸是不可能了，便把针收起来了，对他说道："既然你这么怕针，那叔叔就给你换种方法吧！"小男孩见我收起了针，才安静下来，说："什么方法？""你说给你做按摩舒服吗？"我问他。小男孩想了想，笑道："当然舒服。"我也笑了："那我就给你按摩，这样总可以了吧？"小男孩一听，眨了眨眼睛就自己坐到病床上去了。我对他的父母说："我给孩子按，你们也看着，回去以后就自己给他按。"我先帮他按摩了肾俞穴，接着是中极穴和三阴交穴，然后又取百会穴。这样一整遍按下来，小男孩都没什么不适的表现，完全接受了。我对他父母说："照这样回去给孩子按1个月，肯定有效果。"1个月之后，小男孩果然完全好了，他的母亲还特意带他过来感谢我。

孩子尿床，这确实不是什么大事，我们很多人小时候都不免曾经有过同样的经历。但从医学角度来看，如果你的孩子5岁了还不能自我控制夜间的小便，那就说明他有可能患上了"儿童遗尿症"，需要接受专业的治疗才行。中医认为，最管用的方法就是穴位针灸。但这往往让很多孩子恐惧，所以我才改针灸为按摩。当然，结果都是一样的，只不过时间上长了些。

那么为什么按上面的四个穴位会有用呢？我们一一说起。先说百会穴，这是人体诸阳之首，《黄帝内经》说："肝足阙阴之脉……上出额，与督脉会于巅。"因此，百会穴又名"巅上"，是督脉之经穴。督脉是人体的"阳脉之海"，百会作为最高峰的穴位，自然阳气最足。按摩这个穴位可治很多病，中医就说它"升阳举陷，安神定志"。所以它能有效地调节大脑中枢，使人阳气充足的同时又机体平衡。

再说肾俞穴、中极穴及三阴交穴，这3个穴位则是补肾的大穴。我们都知道，小便归膀胱储存并管理，膀胱与肾为表里，一个人的小便通畅说明他的膀胱经气十足。那膀胱经的经气又来自于哪里呢？答案是肾。若肾气不举，膀胱经受外邪侵扰，就会出现小便不利的情况。当我们为肾经补足经气时，我们就等于同时给膀胱补充了存储津液的能量，让它"气化出焉"而不受阻。

按摩这几个穴位的手法其实也都很简单，有心的父母一学就会。首先，我们要知道它的位置：百会穴处于头顶的正中间，以两耳为侧，顺着它们向上至头顶，一分为二，正中间就是；肾俞穴则在腰部，第二腰椎的突出点处旁移1.5寸即是；中极穴则在小肚子的下部，肚脐眼4寸处的地方；三阴交位于脚踝内侧，踝尖向上3寸的地方，它就藏于胫骨内侧的边缘处。

按摩的时候，由父母动手，以拇指为主即可，可用点、按、揉的按摩方法。力度上不要太大，但也不能太小，以孩子可以承受为度。每个穴位每次按3～5分钟即可，每天按1次，也可按2次。时间上不能着急，相比针灸肯定要见效慢一些。但基本1个月的时间，就可以看到效果了。

治疗近视眼，常按风池穴这条"护城河"

　　风池穴我已经不是第一次提到。风池穴很神奇，就神奇在它全面的功能上，甚至有人说："一切与头部有关的问题都可以找风池穴。"所以，近视的朋友要注意了，按风池穴还有一个重要的作用：可以治疗近视眼。早、晚各1次，一次10分钟，那些慢性积累的近视以及假性的近视很快就会得到改善。

　　现代孩子的生活有几大特点：一是宅，二是累，三就是近视眼。说起来这些又都因为一个原因：长时间地用眼。宅在家里时不是盯着电脑，就是盯着手机，不管学习还是玩游戏，反正肯定是都要用到眼睛的。说他们累是因为上课也好，补习也罢，处处离不开眼睛的专注，眼睛处于长期的疲劳之中。于是，一个个也就最终都成了近视眼。看着小小的他们，人人一副近视眼镜——慢性近视的戴控制眼镜，假性近视的要戴矫正眼镜，而真近视的则只能戴近视眼镜了，总难免让人颇感心伤。

我爱人一个亲戚家的孩子也是其中的一员，说起来与我关系也不远，因为我和孩子爸爸是同门师兄弟，我们出自同一个导师门下。论辈分，我应该叫他一声师兄。我这位师兄自己虽然医术不错，可孩子却没带好，才11岁就近视眼了。不过那孩子是假性近视，师兄一直说给他调理也没见行动，大概是太忙了。去年的暑期，我与爱人还有孩子准备去郊外小住，算是休假。结果他给我打电话说："你也带着我儿子一起去吧，天天在家玩电脑，马上要真近视了。"那孩子大概也觉得去郊外挺新鲜的，很高兴地就跟我们去了。

　　度假期间，我每天带着他和儿子两个小男孩一起去钓鱼、骑马、打球，两人都玩得很开心，说比在家有意思多了。因为看着小小的孩子每天戴着个眼镜，不戴眼睛又不好使，比如他和儿子一起打羽毛球时，球都快飞到他头上了，他还在那里眯着眼睛找呢。这让我心里既心疼又不爽，再加上孩子与我的关系越来越密切，所以我自发地为他治疗起假性近视来。做法也很简单，每天晚上顺手帮他按摩一下风池穴，有时也会心血来潮，给他直接做艾灸。可能是一起玩得开心的原因吧，所以孩子非常乐意接受我对他做的按摩，每次一边聊着天一边就把这件事做了。在郊外待了两周的时间，他的视力恢复得很明显。后来回到家，师兄感受到孩子视力的变化，心中不觉惭愧，之后也就开始每天自己给儿子按摩风池穴。现在孩子已经上初中了，视力也完全恢复到正常，没有一点儿近视眼的迹象了。

　　可能大家会好奇，前面不是说风池穴是人体的健康"护城河"，是治疗感冒、肩颈不适等问题的重要穴位吗，怎么又作用到眼睛上去了呢？其实，这是对风池穴的作用还不够了解。作为人体中如护城河一般的存在，对头部所有问题的防治，风池穴几乎都是有效的。中医认为，不管是真近视还是假近视，其根本原因都在于肝、肾的精血不足，目窍失养而致。这时，眼前的所有东西都变得模糊不清了，眼睛也易感疲劳，甚至慢慢出现眼球突出状况。

我们都知道，肝开窍于目，而肾注精于目，要调理与眼睛有关的问题当然就要从肝与肾的经络来入手。这也就是说，近视绝不仅仅是眼部肌肉的疲劳问题，关键还在于经络不通。风池穴虽然属于胆经之穴位，但正如《黄帝内经》所说的"肝胆互为表里，胆内藏精汁而附于肝"，再加上"胆附于肝，相为表里，肝气虽强，非胆不断"，这也就告诉我们，想要开窍于目就得调肝，而肝非胆不断，自然要从胆经上着手来对待了。

有人说："那与肾又有什么关系呢？"这也很好理解，因为"肝肾同源"，调肝必然要关系到肾，肝血转化成肾精，而肾精反过来滋养肝血，这就是相互转化的过程。所以经络虽然可以简单地分为肝经、胆经、肾经等不同的经脉，但在调理疾病的时候，它们又往往混为一体，相互作用。

风池穴的位置，前面已经说过，我在这里只讲一下按摩上的手法。给孩子按摩时，让孩子直坐于椅子上，然后家长伸出双手，将拇指按在后发际的风池穴上，其余手指则轻握孩子的脸颊部及下巴，以固定头部，然后拇指环行按揉风池穴。力度不要太大，轻轻按揉就可以，这样来回按揉10分钟，一天1～2次。对于骤然而起的近视，可适当地增长每次按摩的时间，也可以增加每天按摩的次数，多按几次。

我还说到过可以用艾灸，这个方法也比较简单。点燃艾条后，在距离风池穴3厘米的地方，轻轻转着对风池穴进行悬灸，来回转8圈，再按一会儿风池穴，接着再继续灸，如此反复3次。左右相加也就是6次的样子。这时，皮肤有点儿发红，内部感觉到发热，就可以停止了。如此灸一段时间，孩子就会很快感觉到视力的提升啦！

第八章

跟着《黄帝内经》来养生，益寿又延年

十二时辰各不同，顺应天时来养生

自古以来，中医就认为时间是养生的首要条件，一年有四季，一天有十二个时辰，什么时间，什么方法，补养哪里，自然也都有其严格的规定。所以，人体十二正经，必定要循着十二时辰来进行滋养调理，唯有如此，才能更好地收到功效。

当生活变得越来越好时，养生就成了一种品质生活的标志，所以不管男女老少，对健康的追求也就成了生活的重要一项。可是，我们天天喊养生却未必知道，养生并不只是简单可见的饮食与运动的事，更需要在顺应天时的基础上去进行。《黄帝内经》就认为：一年有 12 个月，一天有 12 个时辰，五脏六腑则分别与这 12 个月、12 个时辰相对应，同时，人体也才会有了十二正经之说。十二正经分别对应不同的时间，形成"平旦人气生，日中而阳气隆，日西而阳气已虚，气门乃闭；是故暮而收拒，无扰筋骨，无见雾露，反此三时，形乃困薄"。它的意思是说，人身体中的阳气在早上最活跃，而在中午时达到高峰，当太阳西下，人体阳气也就少了，所以晚上应该收敛阳气，不打扰筋骨，不与雾露相接触，如果我们违反这种规律，身体就会越来越弱。可见，古人将时辰与养生联系得是多么紧密。

这让我想起一个病例，就是我的一个病人，开始时，他并不懂得经络按摩，可是又听别人说这对身体很好，他的同事还告诉他自己的老胃病都是按好的。这下他心动了，心想：人家都按好了，不花钱不吃药的，我的胃也有问题，那我何不也跟着试试呢？于是，他开始每天都给自己的胃部做按摩。可是过了2周多的时间，他发现情况不对，自己的胃不但没变好，反而出现了烧心、想呕吐的情况，嘴里的味道更是没法闻，和别人说话都得捂着嘴。于是，他匆匆忙忙来找我了，说："医生，这按摩方法根本就不靠谱，我的胃病怎么没按好，反而还比之前更严重了呢？"他说话的时候，我就能闻到有口气传过来，明显的是胃气过于旺盛。我问他："你都怎么按摩的呢？都按了哪些穴位？"他说："就是按了腹部，是这样按的。"他说着就在自己的胃部顺势按摩了几下。我急忙叫住他，说："我明白了，不是按摩不靠谱，是你的手法不靠谱，你这是胃火旺盛，你再这样顺势按摩，那只能是越按胃火越大！要泻火，得逆势按才行。"他听得惊呆了，说："按摩还要讲究顺势、逆势呢？"

这样的事应该曾在很多人身上发生过，按摩的方法虽然很简单，但真正能掌握的人却并不多，只考虑到了方法或手法，却忽略了顺应身体趋势这个最基本的道理。刚才那个病人本来就胃火旺盛，再这样顺势而补，自然就只能是越补胃火越旺了！所以，只有顺应自己身体趋势的养生才能称之为真正的养生，而与自己身体趋势相悖的则只能是自我伤害了。这和顺时养生的概念是相同的道理，不能按身体的所需进行养护，又养什么生呢？

《黄帝内经》之中自有养生大道，因为它的方法都是以顺应人体天性为基础的。这不只是一种简单的智慧，而是在对身体全面了解基础上产生的智慧，因而，它的理论才能延续了几千年，一直不能被颠覆。《灵枢》说："人与天地相参也，与日月相应也。"这就是《黄帝内经》告诉我们的顺时养生的总法则，不仅如此，它更详细地划分出了12时辰养生各自的规则，与人体十二条正经相对应，真正达到人与天地相参。

古时的时辰之分是以子时开始的，也就是子、丑、寅、卯、辰、巳、午、未、申、酉、戌、亥，它们分别对应人体的十二正经，也即胆经、肝经、肺经、大肠经、胃经、脾经、心经、小肠经、膀胱经、肾经、心包经、三焦经。我们在养生的时候，若按着时辰对应的经脉分别给予不同的调理，则能取得事半功倍的效果。

当然，十二正经各有不同的特点，养护的方法自然也就随之而不同，也许有人会说这样太麻烦了。其实，十二经脉再好打理不过了，它跟我们日常的吃喝拉撒睡一样，只要弄明白了，对它们的养护也就是手到擒来的事了。事实上，所谓养生，在很大程度上来说，不过就是一种顺应身体需求的天然生活方式，我们不需要费太多心机，只需听从身体的声音，理清经脉的动向，它们自会带着我们进入正确的养生境界，在对的时间做对的事情，该养的时间养，该放的时间放，养生也就自然而然地达成了。也唯有如此，才能像《黄帝内经》所说的一样："尽终其天年，度百岁乃去。"

养生要分体质，9种体质各有不同

人的体质分为9种，即平和型、气虚型、阴虚型、阳虚型、湿热型、痰湿型、气郁型、血瘀型、特禀型。9种体质各有不同，每一种不同的体质都有相应的不同的养生方法，只有弄明白了自己的体质，养生才能更轻松。

达·芬奇小时候学画的时候，最先弄明白一个理论："世界上没有完全相同的两枚鸡蛋。"而我在行医的过程中也有类似的体会：世界上没有两个人的体质是完全相同的。有的人火盛，有的人体虚，有的人体湿……不同的体质，即使是吃同样的东西，效果也可能截然不同。所以，要想更好地达到养生的目的，我们首先得将自己的体质弄明白了。

其实"体质说"早在《黄帝内经》中就已经有所体现了，读过的人都知道有这样一句："五藏者，所以参天地，副阴阳，而连四时，化节五者也。五藏者，固有小大、高下、坚脆、端正、偏倾者；六府亦有小大、长短、厚薄、结直、缓急。凡此二十五者，各不同，或善或恶，或吉或凶，请言其言。"这段话也就是从人体的内在不同做出了体质的界定，而且被初步分为 25 种。

不过，走到今天，我们可能已经不再追究这 25 种，甚至更多种的体质。一是太麻烦，再就是我们都只对自己相关的更感兴趣。这样说没什么不好，从养生的角度来说，人有千千万，我们没必要看别人如何来养生，因为体质不同。但我们要了解自己的体质，就得从中医的研究中来分析自我。按照现代中医的精简原则，人的体质大致可划分为 9 种，我们完全可以依这 9 种类型对症自辨，看自己是哪种体质。

这 9 种类型分别是：平和型、气虚型、阴虚型、阳虚型、湿热型、痰湿型、气郁型、血瘀型、特禀型。下面我们就一一来分析看，每种不同的体质都有哪些特征。

首先是平和型，这个最简单也最好理解，就是身体健康、内在正常的人群。用医学的眼光看，这一类型体质的人吃得香、睡得好、排便通畅、心情也不错，在养生上是非常理想的一种，因为他们只要保持良好的心态与生活，身体就完全可以自我调节。

第二种是气虚型体质，这种人最大的特点就是老觉得没有底气、呼吸短、容易累、动不动就出汗。这一体质的人群多以女性为主，还有就是胆子比较小的人，主要表现有性格内向、不敢面对新鲜事物、冒险精神不够等。此类体质的调养，应该从补气健脾上入手。

阴虚体质型的人表现在怕热上，易出现手、脚心发热，而且脸颊易潮红，睡眠不好，大便又干。这种体质的人，胖子比较少，多是瘦长型的，性格上比较急，总有一种风风火火的劲头。这种体质的人，在调节的时候还是要配合一些药物比较理想，虽然养生注重的是食疗，但情绪上的问题，药物更能立竿见影。

与阴虚相对的是阳虚体质，他们基本上就是手脚冰冷的代言者，对冷的反应最大，哪怕是夏天，也要比别人多穿一件衣服。这种人平时特别安静，不言不语的，走内向路线，让人感觉不好接触。他们比较容易腹泻，关节也不好，女性甚至还会痛经。所以，阳虚的人群更适合通过补阳的食物进行调整，比如羊肉、韭菜、生姜等。

第五种体质是湿热型，这样的人我们从脸色上就能看出来，皮肤容易出油，特别是鼻子左右，还会生痤疮，经常有口气。遇到这种情况，十有八九是体内湿热了。他们的表现主要有情绪易冲动、爱着急，且大小便都不太好。湿热体质者养生的重点在于运动，平时可多做一些室外有氧运动，或是多跑步、多爬山。

痰湿型体质虽然也要去湿，可与湿热型却不一样，他们往往表现在皮肤出油、多汗，体形偏胖，特别是肚子很大，还很爱睡觉，其实不是真的缺少睡眠，只是习惯性犯困。这样的人群不但要健脾利湿，还要化痰泄浊，从体内祛除痰湿浊物，以从根本上来改善体质。药、食同补很理想，建议最好看中医进行整体调理。

再下面我们就说到气郁型体质了，一说到此，我们几乎都会想到一个典型人物，那就是林妹妹——消瘦、多思、多虑、失眠，又没食欲，这都是气机不畅、郁积在心所致，调理时可以通过安静的生活环境，促进心情上的平和。同时在饮食上要用心，有咖啡因的食物都不要吃，能理气的食物则多多益善。

血瘀型体质通常是指那些气血不畅、肤色暗淡、唇色发黑的人群，这种体质的人以女性为主。因为女性特殊的生理构造，每个月的经事很重要，遇到闭经、量大等问题都会引发血瘀。对这一类的人，建议不要总是坐着，因为越是久坐，气机越是瘀滞。平时注意增加运动，在食物上减少油腻，保持良好情绪，气血顺畅了，身体也就好了。

最后一种是特禀型，之所以这样讲是因为它不正常的表现：皮肤易过敏、爱打喷嚏、流鼻涕、不感冒也能鼻塞等，中医又称其为过敏体质。这类人群在饮食上应该注意清淡，室内保持通风，春天的时候少去户外，冬天的时候注重保暖。

这就是常见的 9 种不同的体质类型，看完之后，你是不是发现自己与哪一种类型更相近了呢？如果对上号了，那就开始按着自己的体质来开始养生计划吧，相信这样的过程会让你的养生切实有效。

四气调神，《黄帝内经》论季节与养生的关系

春夏养阳，秋冬养阴，这是《黄帝内经》从季节的理论上对养生做出的结论。不同的季节，人的身体总在发生不同的变化，我们只有对季节与身体的关系有了全面的了解之后，才能从中找到属于自己的养生法则。

养生在很大层面来说就是一种生活习惯上的改善，因为人们往往出于种种原因使生活原本的样子被改变，这种改变导致身体内在的先天天性也被破坏，体内的经络得不到有效循行，亚健康甚至各种疾病也就随之出现了。而养生正是为了恢复身体的先天本性，所以它不但要我们尊重身体的内在天性，还要遵守四季的轮回变更。《黄帝内经·素问·四气调神大论》就明确地提到过："夫四时阴阳者，万物之根本也，所以圣人春夏养阳，秋冬养阴，以从其根。"这就是说，真正的养生应该是遵循阴阳万物及自然界变化规律的，而这也正是养生的根本所在。

那么四季与养生，它们之间的关系又是怎么形成的呢？我们一个一个季节来看。春天，是万物生发之季，阳气初起；夏天则阳气最长、最盛，《黄帝内经》提倡春夏时节要"夜卧早起"，也就是说春天与夏天应该晚上按时睡觉，早上早点儿起床。这也正是最顺应季节变化的做法，如此人体内的阳气才能得以不断上升。不但如此，人的心性也应该与季节相对，比如春天，为了顺应阳气升发这一特点，保持乐观的心情就是保持阳气上升的关键所在和最佳做法，这一期最忌打杀、忧虑，也即《黄帝内经》所说的"生而勿杀，予而勿夺，赏而勿罚"。这在某种程度上表明，春天的心情是开放而宽容的，就像大自然，一切以给予为主要标准，使得万物充满生机之象。

夏天与春天是一样的，也要养阳，但夏天也与春天有所不同，它炎热，使人心情烦闷，所以《黄帝内经》说："使志无怒，使华英成秀，使气得泄，若所爱在外。"这种观点也就是提醒人们，内心不应该受到天气变化的影响，用自己的意念去打破烦闷与不安，如此才能保持一份向上的活力，令阳气得以通泄盛长。

春夏养阳自然是为了让身体更有活力与生机，此时，我们除了让心情与季节相对，在饮食上也应该做到配合。《黄帝内经》记载春天："肝苦急，急食甘以缓之。"这就是说在春天的时候，阳气初生，吃点甜味的食物会有助于阳气的生发。但夏天不同，人体出汗多，身体盐分就会缺少，这会使得心肌缺盐，《黄帝内经》说："心欲耎，急食咸而耎之，用咸补之，甘泻之。"所以要注意适度补充盐分，同时也可以适当多吃一点儿酸，以起固表之用，有助于减少盐分的流失。此外，夏季天气热，人体燥热难免，所以会喜欢吃生冷寒凉之物，但这未免会伤脾胃。因此，在春末夏初之始，应该适当地多吃一点儿健脾补肺的食物，少食油腻和刺激性食物，脾肺好了，也就保证了整个夏天的机体功能正常运行。

"秋冬养阴"，养生的人，在秋冬季节应该从养阴开始。想要养阴，首先应该顺从季节的变化，做到秋天"早卧早起，与鸡俱兴"，而冬天则"早卧晚起，必待日光"。现代年轻人的节奏是一年四季，不分春夏秋冬，夜夜晚睡，日日晚起，而老年人又总是早睡早起。这种做法显然不是顺应季节的做法，那么其养生的功效自然也就难以达成了。那么人为什么要在秋天早睡早起呢？这是为了回避秋季的肃杀之气，以此避免体内的阳气随之泄掉。而冬天早睡也是顺从"冬藏"的特色，早睡可护人体阳气，而晚起则能回避最寒的夜气，让阳气得到保护和助长。这些其实就是一种适当的"收"与"藏"，防止阳气外散的养生理论，与季节的变化非常合拍。事实也证明，秋冬季晚起可有效避免脑血管与心脏疾病的猝发。

在《黄帝内经》中，秋天是以"收"为主的，所以要收敛人的神气。古人往往采用登高望远等活动来娱乐，以避免使人沉郁，养清静之心，正所谓宁静致远。只有保持一种不焦不躁的心态，人的神气才能敛而不泄，当神气内敛，自然也就阳气尽收了。冬天则是以"藏"为养生理念，收敛、潜藏，"无扰乎阳"，这样方可养精蓄锐，体内阳气才得以贮藏，等到了来年的春天，它才能滋养萌纵，让我们充满生机之状。

当然，秋冬的饮食也应该与季节相对应，使养生多方面、全方位地展开。秋天的时候既然以"收"为养，那就要少吃刺激的食物，而酸性食物是收敛之味，既能滋阴又能生津，刚好对应秋天燥而伤津的特性。冬天要的是"藏"，为的是保暖，那自然要吃一些可生暖的食物，比如羊肉、鸡肉、生姜等食物。这些都对身体有着进补之功，既能补虚又能生阳，是再好不过的食物养生之必备了。

四季养生宗旨：内养正气，外慎邪气

　　养生法则多，时间、季节、体质各有讲究，说起来确实是件复杂的事情。但所谓"内养正气，外慎邪气"，寥寥8个字一语道破天机：养生之法，不过是从气开始，又到气结束，将正气与邪气都做了充分了解，并加以利用了，养生也就功到自然成了。

　　《黄帝内经》告诉我们，想要养生，就得遵守四时，身合四季，而四季的法则分别为"春生、夏长、秋收、冬藏"，按四季进行养生的根本宗旨则在于养气！但是，人体的气机还有正气与邪气之分，所以养生的法则可以进一步明确为：内养正气，外慎邪气。而这也正是《黄帝内经》所倡导的养生理念，它认为人体五脏真气充实，气血通畅，抵抗力自然就强，正气存于体，邪气则不侵，人也就健康无疾了。

　　当然，一句"内养正气，外慎邪气"说起来简单，但真要实行起来却没那么容易。我们先看一下正气之说。所谓"正气"，就是中医术语中的精、气、神，一个人只有具备了充足的精、气、神，五脏六腑的各个器官才能得到气血调和的滋养，也才能增强自己的机体能力。所以《黄帝内经》说："五脏元真（元气）通畅，人即安和。"

《黄帝内经》中有一段黄帝与岐伯的对话，将四时与正气的关系讲得非常清楚。对话是这样的：黄帝对养生之道心存困惑，便问自己的养生顾问岐伯："余闻上古之人，春秋皆度百岁，而动作不衰；今时之人，年半百而动作皆衰者，时世异耶？人将失之耶？"意思就是：我听说上古之人的年龄都能超过百岁，而且也不显衰老，现在的人却刚过50岁，就显得老弱无力了，这是时代的原因还是人们自己不会养生的问题呢？岐伯就说："上古之人之所以长寿，其根本原因就是懂得自然之变化，并与养生相调和，从而达到饮食有度，生活有节。而现代人却与四时相悖，不知节制，自然也就早早地老了。"这就是滋养正气的关键所在，只有与四时相合，与自然变化相契合，自己体内的正气才能得到更好滋养。

那"外慎邪气"是什么意思呢？邪气，就是致病的因子；整句话的意思也就是告诫我们要警惕一切可致病的因子。《黄帝内经》曾说："怒则气上，喜则气缓，悲则气消，恐则气下，惊则气乱，劳则气耗，思则气结，寒则气收，热则气泄，九气不同，为病亦异。"这就是中医的邪气说，它是病邪的生发和来源，而且不同的气有不同的体现。但中医又说："邪气阻遏，正气不行……先去其邪，则正气流通。"这也就非常直白地告诉我们，养生是养一身正气，让邪气无从入里，那么病邪也就不会侵体了。

但邪气的驱除方式又在于一个"慎"字，这就是要我们自己小心警惕的意思。很多时候，我们的生活里充满了各种诱惑，而这往往就是邪气的开始。"慎"主要就是对自己的节制，不管是吃还是喝，以及心理需求等。我们只有坦然地面对日常，将起居放在一个平和的位置上，每天坚持，沾染邪气的机会才会减少。古人常说"不以物喜，不以己悲"，这就是提醒我们要减少大悲大喜的心理情绪，尽量保持平和心态，从自我淡泊之中开始养生，就可以避免很大一部分的邪气。

不过，我们不得不承认，人的体质是千差万别的，甚至有的人天生就虚弱，这样的人群想要守一身正气着实不容易。而且养生时应该更加注意，不要动不动就大补，因为补并不是越多越好，我们所说的正气是健康之元气，若你补得过了或者错了，不但不会生成元气，相反也会成为邪气。比如，冬天的时候，都说吃点儿羊肉可大补，所以很多人就会大吃特吃，而且还一边吃羊肉一边喝冰啤，认为不上火又爽口。这让身体怎么能接受呢？羊肉原本想转换为热量，可是却被冰啤所浇，于是该运化的能量得不到转化，而身体又因冰湿所致，极力御寒，从而将羊肉的脂肪堆积于体内，变成了无用的赘肉。可以说，这种补法只会使人体气、血双亏，正气未生，邪气却不请自来。

所以，在坚守自己正气的时候，不但要有克制、有顺应，更应该有科学的认知，做到对症而辨。平时注意自我疏导情绪，在饮食上做到吃有所用、食有所益，并按着四季的不同进食当季应缺之物。人的元气就如同一棵大树，只有它在体内的根基扎牢固了，那散发出来的才是浩然之正气了。这时，邪气不用我们自己驱赶，正气就让它无处容身。

"五味"养五脏，怎么食用很重要

天有四季，人有五行，而饮食则有五味：甜、酸、苦、咸、辛。五味刚好与人的肝、心、脾、肺、肾相互对应，这就是《黄帝内经》中的五脏五味论。想要成功养生，就得知道这五味如何运用，就要把握五味食用原则。只有知己知彼，养生才能产生效果。

我们都知道一年有四季，但《黄帝内经》中却将一年分为五季，对应五行学说，这五季分别是：春、夏、长夏、秋、冬。与这五季相对应的饮食又被称为五味，即：甜、酸、苦、咸、辛。《黄帝内经》说："肝主春，心主夏，脾主长夏，肺主秋，肾主冬。"如此，五脏便与五味相对应了。在不同的季节进补不同滋味的饮食，才是养生的最高境界。

中医一直认为食物本身即药，所以不同味就有不同功能，下面我们就分别了解一下这五味的功能和作用。甜味（中医称"甘"），具有补缓、和脏腑的功效，是一种让人最愉悦的味道，这也就与春天最为契合。酸者，有收敛、固涩之用，它不但可以止渴还能止汗，与它相对应的季节应该是夏天。苦味有泻火的用途，同时可燥可坚，在长夏来食用就非常应景。咸味，它的功能在于散结软坚，秋冬、长夏都可以食用。最后剩下辛味，也就是我们所说的辣味，它有发散和行气行血的作用，冬天的时候非辛味不行。

之所以说春天要吃甜味，这是因为春天阳气初生，万物与人的身体一样，都处于一种向上的阶段，此时，我们最要做的就是疏肝益气。正如《黄帝内经》所说："肝苦急，急食甘以缓之。"这也就是说过分的苦不利于肝气的发散，这时应该尽量少吃一些苦的、酸的食物。而甜的则刚好，它不但滋养阳气，还有利于肝气的代谢发散，这也就直接避免了肝气过盛的可能，及可能出现的肝、胃问题。当然，春季养肝又重在中期，这一时期最易出现肝气过旺，而且后果严重——会伤及脾脏。因此，我们可适当多吃一些甘味食物，比如栗子、花生等生活中常见之物，既可养肝，又可养脾，再恰当不过。

进了初夏之后，心火开始旺盛，人们往往容易出现痔疮、牙痛及长痘等上火的问题。《黄帝内经》因此建议道："心苦缓，急食酸以收之。"因为酸味有发散行气之效，能帮助脾胃消化，减少火气的滋长。当然，有人为了保证气血的有序运行，会适当地吃点辣味，这时不要忘了，用酸味配搭辣味，可起到生津清热、补固养身之效。

初夏之后进入长夏，天气更加炎热，这时的人们明显食欲不振、心情不佳，甚至还有腹泻等问题发生。这时，我们应该以适当的苦味来清热，因为脾主长夏，脾苦湿，自然要"急食苦以燥之"。夏天吃苦瓜总让人感觉提神醒脑，这就是苦味调和脾胃的作用所在。除此之外，长夏之时，饮食更应该以清淡为主，如此才能确保人体不受外邪的侵袭。

到了秋天，温度低了，可是却变得干燥异常。这时人们容易出现肺部的问题，所以要少吃辛味食物，而走酸味收敛之路。《黄帝内经》

有记"肺苦气上逆",而酸的食物有着养阴之效,自然也就能缓解这种苦气。与此同时,也可吃点苦味来泻气,进而起到滋阴祛燥的效果。秋天虽重在润肺,但也要注意滋阴,同时还要养胃,早早预防秋燥才能清心安神。

冬天天气寒冷,人体代谢进入到一个缓慢阶段,此时以养气补阳为主。我们都知道,肾是滋阴补阳的主角,所以这一时段的重点就在于以肾为本。但"肾欲坚,急食苦以坚之,用苦补之,咸泻之"。这就是说冬天不只是要补坚,还要适当地用咸味泻出湿气。否则,体内湿气过重,也易造成阳气的耗损。

虽然说五味各有其效,又能应对不同的季节,但却不能单一运用。《黄帝内经》对养生研究得非常透彻,非一味可养生,并逐渐总结出了以下几条:"春省酸增甘,初夏少苦适辣,长夏免甘加咸,秋省辣补酸,冬宜苦宜咸。"我们在养生的时候,应该灵活地把握这五味的关系,根据自己的体质来辨证对待。应该说,五味各有益处,但也各有不宜之时,因为"五味入于口也,各有所走,各有所病,酸走筋,多食之令人癃;咸走血,多食之令人渴;辛走气,多食之令人洞心;苦走骨,多食之令人变呕;甘走肉,多食之令人闷心"。知道了五味与身体的关系,那我们就应该按照最合适的方式来进行身体的补养,如此才能起到事半功倍的效果。

善食者善生，食养从忌口开始

食养食疗，作为养生的重点与精华，几千年来一直被人们乐此不疲地追逐着，但食有所养也有所伤，"故智者之养生"必定会有选择、有针对地利用食物。而"善食者善生，不善食者伤身"，想要成功地做到食疗养生，首先要做的是忌口。去其糟粕，留其精华，食疗才会成为真正的养生之道。

中国人最熟知的一句养生用语大概就是"药补不如食补"了，中医养生的精髓也正在于此——食养，而不是去寻求什么长生不老的药物。所谓"养生"，就是一种细水长流的生活方式，也意味着年年月月的长期坚持。如果我们成年累月地泡在药物当中，那身体所承受的压力也就可想而知了。《黄帝内经》就说："故智者之养生也，必顺四时而适寒暑……如是，则辟邪不至，长生久视。"又说："五味入口，藏于肠胃，味有所藏，以养五气，气和而生，津液相成，神乃自生。"这也就告诉我们，养生就是顺应着四季的变化，在食物上有选择、有避忌地去合理选用，我们的身体也就自然有活力、有精神了。

我们都知道，食物虽然没有药毒，但同样的食物却不是对每一个人都适用的，饮食也是有禁忌的。李时珍所说的"善食者善生，不善食者伤身"，也正是这个意思。那什么样的人在养生中适合什么样的食物，又应禁忌什么样的食物呢？说来也简单，《黄帝内经》讲得很清楚："谷肉果实，食养尽之，无使过之，伤其正也。"这是说我们吃的米、肉、水果、蔬菜等物都要根据自己的身体视情况而定，但绝不能太过，否则就会伤害身体。应该说这是食养当中的第一忌：不论吃什么，一定要注意适量适度，不能太过。

我们都知道，我们平时所食之物被分成不同的味道，味道不同，当然也就具有不同的功效，这就要求人们对自己的体质与食物有一个考量，比如有的人胃不好，那么不管是春天还是冬天，对于辛味之食就要谨慎食用，特别是那些不易消化的、刺激性的、酸性的食物。而有失眠症状的人则应该要远离浓茶、咖啡等含有兴奋成分的食物。所以《黄帝内经》说："五味各走其所喜，谷味酸，先走肝；谷味苦，先走心；谷味甘，先走脾；谷味辛，先走肺；谷味咸，先走肾。"我们如果不了解这些食物的适用性与禁忌性，不注意相应的忌口，那也就等于在自寻其害了。

《黄帝内经》同样也对那些大补性的食物做出了说明，比如我们经常说的人参、燕窝、甲鱼等物，这些食物是带有一定的偏颇补养性质的，基本都是大温大补之物。有的人体质本就偏热，这类食物就应该少吃或者不吃，不然就等同于给自己的身体"火上浇油"。还有一些盲目的养生者，为了增强体质、防感冒就乱用十全大补汤之类的药膳，却完全不曾了解自己的身体到底缺什么，需要什么，禁忌什么。这样的做法无异于在自己破坏自己五脏的平衡，反而使身体陷于紊乱之中。

所以"勿使补泻过之"是《黄帝内经》一再关照的事情。

此外，我们都知道食物还有寒凉、温热之分，《黄帝内经》说："勿使寒热过之。""寒者热之，热者寒之，微者逆之，甚者从之。"这意思很好理解，就是需要什么你才能补什么。若体质偏寒，我们就应该吃温热性质的食物，如此才能提高体内的热度；反之，若身体亢热，则应该用寒凉来对症平息；若是轻微的寒热体质，则可以食用寒热之物来逆治其病。总之，不管寒热，都应该对症而补，这样才能达到有治有养的效果，这就是养生的根本所在。

此外，《黄帝内经》还对患有不同疾病者给出了明确的禁忌提示："肝病禁辛，心病禁咸，脾病禁酸，肾病禁甘，肺病禁苦。"这是五味禁忌之说的延伸运用，因为"辛走气，气病无多食辛；咸走肉，血病无多食咸；苦走骨，骨病无多食苦；甘走肉，肉病无多食甘；酸走筋，筋病无多食酸；是谓五禁，无令多食。"也就是说，在生活中，我们应该根据自己的身体所需来进行养生，根据所缺所少来进行补养，但又各有禁忌。

最后，我想告诉大家一些我自己总结的日常生活中应注意的禁忌事项：

经期女性忌寒凉，所以，宜少食生冷的瓜果。

便秘人士身体燥热，宜少食辛辣刺激之物。

孕期准妈妈宜尽量回避太过温热的食物，酒、姜、胡椒等物要有节制地食用，以免伤阴耗液影响了胎儿的正常发育。

大病初愈的人，除了要进行对应的补养外，饮食上应尽量清淡，暴饮暴食与过度补养都是不利于身体恢复的。

有哮喘等呼吸道疾病的人群，则要远离寒性食物，以避免病情加重。

总之，饮食无小事，处处皆学问。生活中应该回避与忌口的方面有很多，关键看自己是否有心，只要有心，就能做到在简单生活的同时，将养生贯穿其中。如此，做到五味得当了，健康自然长在，也就不用再费心费力地去求医问药了。

什么是"情志"，如何调和情志

情志，即人的情绪，就是喜、怒、忧、思、悲、惊、恐等7种不同的情绪，作为每个人生命不可缺少的一面，情绪也直接关系着养生的成败。任何事物的变化，都有两重性，既能有利于人，也能有害于人。同样，人的情绪、情感的变化，亦有利有弊。情志与养生，它们的关系是非常密切的。

作为最早的医学典籍的创立者，黄帝在养生方面有着很多与众不同的法则。纵观《黄帝内经》全书，有关药物的方子不过十几个而已，可有关食物养生、精神养生方面的内容却占据了全书的大半版面。食物养生，也就是平时的一日三餐，那精神养生又是什么呢？其实也非常简单，那就是人的情绪，即人之喜、怒、忧、思、悲、惊、恐，这七种情绪，每个人都会有，中医将其称为"情志"。一个人如若情志过度，就会导致阴阳失调，而阴阳失调则气血不畅，气血不畅自然就要引发脏腑之疾病了。《黄帝内经》说："血气已和，荣卫已通，五藏已成，神气舍心，魂魄毕具，乃成为人。"

由此可见，在养生的过程中，情志是多么重要。它不但直接影响人的处事行为，同时与人体的健康不可分离。《黄帝内经·灵枢》强调说："志意者，所以御精神，收魂魄，适寒温，和喜怒也……志意和则精神专直，魂魄不散，悔怒不起，五藏不受邪矣。"应该说这是情志对一个人的作用体现，情志和，人自然就会健康，情志不和，则五脏受损。平时常说的"怒伤肝、喜伤心、忧伤肺、思伤脾、恐伤肾"，正是《黄帝内经》对情志不和的理解，一个人过度地惊、喜、忧、思、恐必定会造成内脏的不和，从而改变气血运行的正常，如此又怎么会无病呢？

大家应该都有看过《三国演义》，其中东吴的都督周瑜可谓人间豪杰，但他却有着情志不和的大问题，诸葛亮也正是利用了他这一弱点，才通过"三气"而置他于死地。我们常说气是百病之源，其原因《黄帝内经》早有解释："怒则气上。"怒之所以会伤肝，就是因为肝性刚直，阳常有余但阴却不足。作为藏血之器，当怒气上升也就相当于血随气上了。所以周瑜才会因怒致气，因气吐血，最终一命呜呼。

所以，我们想要养生求健康，就得学会调和情志。正如《黄帝内经》所倡导的：顺应四时保养神气，调节情志，勿使过度。我们想要有效地把握自己的情志，起到养生自修的目的，那就得学会"勿使过度"这四个字。我们不妨从情志失调的角度来看一下情志"过度"对五脏所带来的伤害。

喜伤心，这是中医一直都奉为大道的重要观点。《范进中举》是我们上学时候学过的一篇文章，范进一把年纪才考中举人，当他猛然听到中举的消息之后，竟然喜生狂疾，这正是喜伤心的一大表现。一个人的情志皆以心为首，当它轻松欢快时，气血就会通畅，人体的肌肉会非常放松。可一旦人欢喜得过了度，则易出现心气不足的状况，这是阳气受损、心气受动的结果。如此，人的精神也就受到了削弱，从而引发心悸、紧张、健忘等问题，甚至是心绞痛或者范进那样的狂疾。所以适度的欢喜是会让人精神向上的，但过度则"乐极生悲"。

怒伤肝。这是因为怒带气上，肝失调和的结果。中医常说"肝气横逆，克犯脾土"，这正是人发怒之后，出现肝气横逆，进而胸闷、肋痛，甚至吐血的原因所在。

思伤脾。《黄帝内经》说："思则气结。"也就是说过度的思虑会引发神经系统的失调，从而出现消化系统分泌不足，终致神经衰弱之症。而且脾受伤人就会吃不好睡不好，那问题也就会不请自来了。

忧伤肺。林妹妹是我们知道的喜欢忧伤的典型人物，她的主要问题——气短、咯血、干咳等症状都是忧伤所致。中医所说的"过悲则伤肺，肺伤则气消"，就是对林妹妹最好的总结了。

恐伤肾。肾是藏精之所，为生命先天之本，过度恐惧会导致神经系统的自然分泌与运转失衡，使肾没有办法为生命提供所需的物质，自然也就有损于生命的正常了。中医主张"治恐当补肾，治惊应安神"就是这个道理。

我们了解了情志对五脏的影响和作用，那么调节情志、"勿使过度"这一做法也就好理解了。人生变故十之八九，我们一生要经历的事情实在太多，谁也不知道哪天就会遇到什么事，但只要我们尽力将自己的情绪把控在一个合理的度上，少做那些费尽心机、伤透脑筋的事，看开得失，人自然也就变得轻松了，健康养生自然也就达成了。《黄帝内经》说："精神内守，病安从来。"人生养生，调节情志不外如此。

养神的关键，宜静不宜躁

一个人最大的生命征象在于"神"之所在，而"神"是如此抽象的东西，找到它并好好守护它也就不是那么容易的了。不过《黄帝内经》有云："静则神藏，躁则消亡。""神"既然见首不见尾，那么我们所要做的就是以静制动了。

人想要养生，必得先要养神，《黄帝内经·素问》曰："形与神俱，而尽终其天年，度百岁乃去。"意思就是说，只有形与神齐抓共管，人才能长寿不伤。此外，又有"失神者死，得神者生也……得神者昌，失神者亡"的说法。这些都是在强调一个问题：人只有神气充足，病才能不沾身，哪怕是生病也容易治；而如果神气不足，健康就要大大受挫了。

养神既然这样重要，那应该如何养法呢？这完全不是难事，《黄帝内经》诠释得非常清楚："静则神藏，躁则消亡。"静，是养神的关键所在，但这个静不是简单的安静，而是指精神、情志上的淡泊状态，身心安静怡然。躁，即指情绪不稳、情志不调，患得患失、投机钻营都是躁的起源。可见，想要养神，我们首先要做到的就应该是减少私欲。这种欲望不管是在过去还是现在，都是养生的一大忌。不管是名利的，还是物质的，甚至是精神上的，欲所不达，心必思之。这样人就没有办法得到宁静与从容了。想要以此心理来养神，更是无从谈起。所以"六害不除，万物纠心，神岂能内守"？所谓六伤，也就是名利声色之辈，它们是人心欲望的始作俑者。

练习瑜伽的朋友都有体会，每每在练习之前，我们所要做的就是屏息凝气，静坐养神，只有杂念减少时，才会在动作上有所升华。从很多的社会调查也可以看出来，那些在精神上、行动上甚至是思想上曾受到过严重打击或挫折的人，他们的身体素质都明显要低于没受过挫折的人。这是因为精神的协调失守，导致了内在受虚。所谓"神去则动，何如能静"，受虚的身心即为神去，这是养生所最不应该的。因此，只有通过自我努力去克服外界的干扰，才能真正做到"静则神藏"。

想要静，不但要减少功利之心，还要减少乱听乱看的问题。人之眼、耳作为与外界相通的重要器官，直接影响着人内心的波动。人之眼、耳不清，神气伤耗在所难免。所以中医强调："养老之要，耳无妄听，口无妄言，身无妄动，心无妄念，此皆有益老人也。"

当然，想要静心，也要有一定的方法。《黄帝内经》说的"呼吸精气，独立守神"，是一种让人达到静的方式。想要静以养神，就得从精神、从呼吸上来调整自我的状态。所以，从古至今，打坐一直是求静的重要方法，它可以有效地从精神、呼吸上促进神气的安静。

养神，除了要静而守之之外，还应该尽力避免外界的刺激。对于很多我们没有办法改变的现实，我们要学会自我调节与升华。在四川大地震之后，就曾经有人对当地人做过一次心理调查，发现大部分人的心中还是充满了希望的，其原因则要归于心理调节的介入，为人们进行了专业的调理。《黄帝内经》说："人之情，莫不恶死而乐生，告之以其败，语之以其善，导之以其所便，开之以其所苦，虽有无道之人，恶有不听者乎？"意思是说，用解释、鼓励、开导等语言方式来解除当事人心里的顾虑，也就让他拥有了足够的信心，他自然也就很快走出阴影而重新面对生命了。古语讲："不如人意常八九，如人之意一二分。"当我们对生活、对人生有了一个在逆境中的了解，然后再从中解脱的过程后，我们一般会更能看清现实，并能以更从容的心态面对。如此，静而守神也就水到渠成了。

在《黄帝内经》中，还有一个办法是让人以静养神的，那就是"以恬愉为务"。这意思就是人要把精神乐观当成一种人生的任务来做。这也就是我们现在经常对别人说的，要保持乐观向上的精神状态。其实不管是什么人，乐则可以气和志达，荣卫通利，而乐由心而出，心为神之舍，心与神之间的关系是分不开的。《黄帝内经》记载过："膻中得，臣使之官，喜乐出焉。"这说明，乐由心出，而乐致心神舒畅。我们平时可以在精神上保持一种乐观的态度，那自然也就气机调和，精气上荣了。就如同《黄帝内经》所说："内无思想之患，以恬愉为务，以自得为功，形体不敝，精神不散，亦要以百岁。"所以，乐观可致心静，心静则可守神，可养神，可致神不散，百岁之寿自然成真。

气血阻滞，"梦"从中而生

多梦是一种病，而且会让人病得很重，因为它耗神损身，极伤身体。对于多梦者来说，最好检查一下自己是不是有气血阻滞现象。一般来说，一个人的身体中如果有气血滞凝现象，往往就容易多梦，只要调理好了体内的气血循行情况，多梦现象自然也就会改善了。

现代生活条件可以说一天比一天好，但人们的身体素质却普遍不好，因此出现了"亚健康"这一现代名词。其实在中医眼中，"亚健康"十有八九都是人体气血不通所致。一会儿腰酸，一会儿腿疼，颈椎有问题，关节不灵活，各种问题都在提醒着人们，这是病，可检查却总是查不出来到底是什么原因。其实，《黄帝内经》早已经道破天机："人生十岁，五藏始定，血气已通，真气在下，故好走，二十岁，血气始盛，肌肉方长，故好趋……"也就是说，气血才是这一切的根源所在！气血主宰着人体的外在与内在，一般来说，小毛病在自己经络运行中的气血上找找原因就很好使。

前段时间，一位女士带着她的母亲来看病，老太太体态偏胖，说话声音没有一点儿精气神，我问她哪里不舒服，她说："不敢睡觉，一睡着了就做梦，而且梦里也总是很累，不是被人追赶就是参加劳动，这一觉睡醒比不睡还累。"我摸一下她的脉象，涩而沉实，我又问："吃东西怎么样？"她说："睡不好，吃东西也就没了味道，看着饭菜挺香的，可就是吃不进，没什么吃的胃口。"我告诉她："你这是平日劳累过度，心脾受伤所致，要调理。"她女儿立刻就说："我已经带我母亲去做过检查了，心脏、肝脾都没问题。"我只能笑着和她们解释说："我所说的心脾受伤并不是有器质性的病变，而是它经络的通畅不佳，造成了功能失衡。"于是，我给她开了点儿健脾养心的中药，又告诉她回家后用桂圆、大枣等煮茶喝，过不多久就会好了。结果，老太太只吃了一服药就来感谢我了，说："我已经好几年没睡这么好过了，这才叫真正的睡觉啊！"

在生活中，有像老太太这样问题的人并不少，虽然平时睡觉总是很快就入睡了，可是一睡着了梦也就来了，各种各样千奇百怪的梦，超乎人的想象。这其实就是长期身体疲劳，使心血不足，再加上脾气不足，它生血的能力减弱，最终导致心脾两虚，简单说就是经络不通致使气血阻滞。正如《黄帝内经》所认为的那样，体滞则多梦，而体滞必定是气血不通所致。这虽然不会导致身上有什么明显的病症，但是往往伴有体虚、多梦、吃饭不香、底气不足、容易疲劳等问题。

"气血"看似简单的两个字，但影响却很大，"气血失和，百病乃变化而生……气血充盈，百病不生"，一个人如果脱离了气与血也就不成人了，所谓"人之所有者，血与气耳"。可见，经络的通畅与否，气血的顺利与否，对我们的健康意味着什么。气血通则身体无恙，百病不生；反之，如果气血阻滞，那问题就会一点儿一点儿地从身上显露出来。中医对气血极为在意，一直主张"治病之要诀，在明白气血"。所以，中医最重要的养生准则，也就是调气活血、补气养血了。

气血阻滞与生活的富裕或贫穷没有关系，关键在于生活方式的健康与否，不健康的饮食习惯、不规律的睡眠、熬夜以及超负荷的压力，都会让我们的脏腑承受过多的重负，此时，我们若不能很好地呵护自己的经络，就会造成气血不畅。气血就是人体元气，它靠着人体脏腑正常的功能与规律的循行而生化运转。当它出现不足时，也就意味着人体某一脏腑出现问题了。所以保持经络的畅通，是防止气血阻滞最好的方法，而经络的畅通又来自我们良好的生活方式。

总结一下造成现代人气血阻滞的原因，大致可有这几方面：

第一，生活条件太好，我们的生活有更多的营养过剩情况。"恣食肥甘，久必伤身"，说的就是这个道理，五脏长期处于高度运转状态，其元气必然会受挫，时间久了，功能也就减弱了，从而气血不调，导致阻滞。

第二，压力，有太多现代人整天都说着自己压力大。思伤脾，过度思虑会耗损大量的心血，从而造成脾脏受伤，血液生成不足，于是胃功能下降，气血开始失和。

第三，不好的生活习惯，这也是一个重点，它们是对身体一点儿一点儿的磨耗损减的过程，最终会让我们为它全额买单。

所以，不管你是多梦还是疲劳，又或者是腰酸腿疼，不妨就从调和自己的气血做起，这才是真正的标本兼治。

睡到自然醒，就是在养生

养生，对人提出了很多的要求，同时养生也给人提供了很多的方式，睡到自然醒就是其中之一。但这个简单的方式，对于很多现代人来说，却是可望而不可即的美事。如何才能真正做到这一点呢？其实很简单，那就是按人身体的需要去行动，在适当的时间做合适的事。等到身体的内在秩序调顺了，你也就能轻松享受一觉睡到自然醒的快感了。

俗语说："要想身体好，睡觉是个宝。"为什么要这样说呢？很简单，晚上是"阴气尽，阳气生"的时间，也即阴阳转化的时间，人进入睡眠以休养生息，身体以此调节阴阳，平衡内在的气血运行。所以《黄帝内经》说："日入阳尽而阴受气矣，夜半而大会，万民皆卧。"睡觉是人人都不可缺的、每天必须进行的一个生活项目，对养生有着非常重要的作用。

睡觉对身体好，这点很容易理解，但如何睡、怎样睡好却是一门学问。在网络中，我们经常会看到这样的签名：世界上最幸福的事就是

245

睡觉睡到自然醒，数钱数到手抽筋。这可以看出现代人的一种生活现象：睡眠不足，总感觉每天睡不够，所以才会有这样睡到自然醒的愿望。但这也正反映了睡眠在养生中的地位，来一次睡到自然醒的美觉，何尝不是一种最好的养生呢？战国时期的名医文挚就深谙此道，所以他这样对齐威王说："我的养生之道是把睡眠放在最重要的位置，因为不管是人还是动物，只有通过睡觉才能生长，睡觉还能促进脾胃的消化，这是对身体的大补，一个人熬一个晚上不睡，就等于损失了一百天的健康。"正是因为睡眠对于养生有着如此重要的决定性作用，所以才有那句话："药补不如食补，食补不如觉补。"

一个人如果长期睡眠不足，我们就可以从他的身上发现很多的问题。首先是脏器的疾病。《黄帝内经》说，肝胆在夜里最为活跃，而且只有躺下才能回血，即"人卧则血归于肝"，如果我们一直不肯上床睡觉，那就势必会造成肝的负担。肝没有办法进行血液的供换运行，就会引起各种心脑血管方面的问题来。而肝功能受损就意味着人体肝火过盛，进而造成肺部的负担，这时往往就会出现咳嗽、感冒、起痰等不适症状。想要把这些问题治好，根本还在于要疏肝火。人体内，肾主藏精，而肝肾又互为表里，肝气不足、虚耗，肾气自然也就会跟着受损，导致功能不足。身体就是这样，牵一发而动全身，看似普通的睡眠不足，实质上带来的却是对五脏六腑的损伤。

事实上还不止如此，人在缺少睡眠的情况下，还可能会出现情志方面的问题。《黄帝内经》说"气以壮胆"。夜晚不睡就会使胆气致虚，而胆气虚人则不安。有的人因为失眠，会患得患失，会压抑，会没有自信，甚至焦虑、抑郁，这都是胆气不能支撑人的情志所致。

此外，睡眠不足还可能导致眼部问题以及出血性疾病。同时，中医认为，女性习惯性流产与男性长期熬夜是有很大关系的。很多男性一般都超过 0 点不睡，这往往导致他们的肝脏重度受伤，而肝在五行之中属木，木性不强，精子的驻扎能力就变弱，受精卵着床不稳，自然就容易出现流产现象。

反之，有充足的睡眠就完全不一样了，它不但让我们体内阴阳平衡，而且使我们精力十足。我们的身体是由细胞的新陈代谢支撑的，睡眠就是人体细胞推陈出新的最好时间，在睡眠过程中，会有大量的健康新细胞生成，从而取代那些精力、生气都不足的旧细胞。第二天醒来的我们，才能有焕然一新的感受。

可能会有人问："睡到自然醒不是时间太长了吗？如果睡到中午还没醒怎么办？"事实证明这样的担心完全没有必要。科学已经证明，人体对睡眠的需要是有量的，当我们按着自然和人体相应的时间段上床睡下之后，当身体的能量被充满，它自己就会在自然状态之中醒来。这也才是最真实的自然醒的定义。对于那些特别能睡，睡着了就恨不得醒不过来的人而言，他们不是身体极度亏损、缺觉，就是有某种问题病症。我们之所以说自然醒是养生的一种方式，就是因为它正常与否直接显示我们身体的问题所在。

不过这种养生方式是靠培养的，刚开始时要对自己适当地放宽松一些。时间上最初可能会长一点儿，因为经常得不到这种良好的睡眠，一开始自然会睡得时间长一些，但相信用不了多久就可以调整成正常状态。另外就是每晚不得晚于 11 点上床，让我们的脏腑尽可能地去按着它所需要的时间来进行工作，让我们的脏腑顺利展开它的调节功能。正如《黄帝内经》所说，顺应时节，对应十二时辰，我们就知道睡到自然醒的最正确理念。

阴阳五行与个人体质的关系

人体有阴阳之分，同时还有着五行之说，也就是将天地之五行——金、木、水、火、土，与身体进行对应。不同的个性成就人们不同的五行体质，而不同的五行又意味着不同的身体状况。分清阴阳，对应五行，我们就能找到属于自己的养生秘诀。

天地有五行，人体分阴阳，《黄帝内经》一直对养生有着自己的独到见解，而这阴阳五行学说就是其中之一。它认为人的体质纵然多种多样，但又可以被总结成五型体质，而这五型恰好就与五行中的金、木、水、火、土相对应。它与西方的血型等体质划分有所不同，应该说这是中医对人体体质最为详尽又极富哲学意味的分析，也是最早的一种养生观点，一直沿用至今。

首先，我们来看看五行各自的特性。金，坚实而收敛；木，生长通达；水，趋冷寒而润下；火，燥热向上；土，滋养孕育。这就是《黄帝内经》理解中的五行特性，五行用自身的品质与医学的本质两两相对应而生。

只有按体质与五行来看病强体，才会达到治而兼养的效果。也就是说，分析自己体质与五行的关系，能让你找到自身问题的原因所在，从而有利于养生并治病。同时，五行与体质相对，也比较容易区分，我们可以看一下五行的不同，人体有什么特点，它们之间关系又怎样。

金，是与少阴体质相对的，我们称其为金型人。这种人往往骨架宽大，身材中等，脉象强劲。金型人的个性是具有金属特征的，所以在性格上相对比较果断，对于现实的认可度较高，不幻想，不做白日梦，更多的是独立，勇于向前。但这种人的体质秉天阳之气，阳气特别旺盛，故而燥气敛于肺。所以金型体质容易有燥热之症，咳嗽、便秘、支气管炎等都会反复而来。平时应该尽量避免重热的食物及有刺激性的东西，多喝水，可适当多食用一些百合、莲子等滋阴润燥的食物来保养。

木，是通达生长的特性，属少阳体质，我们称其为木型人。木型人的性格总是充满了动力，活力感很强，善于倾听并理性处事。通常在体型上都不太高大，就算长得高也是偏瘦体形，脸色发青，脉弦。五行之中木属风，所以木型人多风气，而风气通于肝，因而他们最容易出现肝胆方面的问题。加之木型人的风性灵动，所以神经系统也相对容易出问题。因此，木型人在养生上应该从避风开始，春秋两季要多注意防过敏。

水，寒冷润下，主肾，因此为太阴体质，在五行中称水型人。这种类型的人脸色多呈黑色，而且偏瘦，不高大。在个性上也有着水的特质，看似不动，却非常敏锐，直觉力非常强，对待问题以冷静著称。水型人即寒冷润下，所以在肾方面的问题就多一些，腰痛、腹泻、凝滞、不孕等。这多是气血不通而引起的弊涩，因为水型人本就阳气不足，阴气重，在养生方面就应该远离寒凉之物。吃的东西应该是多阳多温热的食物，比如羊肉、鹿肉等。同时，红枣等补血的食物也要适当多吃一些，以补足身体阳气所需。

火，从字面上可定义为太阳体质，这样的人天生热情，而且有活力，想象力极为丰富，对新奇的事物充满了幻想。火型人的面色红润有生气，走路很快，思维上也很有跳跃性，脾气上比较暴躁。这样的人因为热情过度，阳气过盛，所以会灼伤体内阴液，他们经常多火气，而火通心，自然又会伤及心脏，从而造成心血管的问题。阳亢阴虚的他们在保养时，应该注重心脏的呵护，时时注意清心火，以安神养生。青梅、莲子等食物最是清火养阴，火型人在平时的饮食中可注意适当多吃一些。

土，这是最平和的体质，因为土性滋养孕育，阴阳平衡，所以土型人都非常稳重而踏实，就像土地一样，忍苦耐劳。但土型的人物质占有欲很强，所以这样的人一般会有专制性。肤色上也相对厚重，黄面、脸圆、头大，给人一副非常坚实的印象。土型人虽然阴阳平和，但因土气阴湿，湿气是与脾相关的，因而土型人的脾胃容易出问题，水肿、痰多、腹痛等问题较易多发。在保养的过程中，应该注重防潮防湿，特别是夏天多雨的季节，土型人应该多吃一些薏米、龙眼、陈皮、山楂等食物，以除湿化脾治疗气虚之症。

五种体质分别对应不同的阴阳五行，我们也可以看到，不同的体质分别有着自己的优势与弱点。在进行养生的时候，我们就应该从自己的长处入手，呵护不及之处，如此才能让自己保持优势，弱化不足。《黄帝内经》提倡顺应而养，这不但是要顺应四时、十二时辰、二十四节气，还要根据自己的体质顺应而养，这才是真正的知而善用，也才会功到自然成。

影响"体质"的四大要素

很多人不免会有这样的疑问：自己初出生时身体条件非常好，为什么长到成年反而体质下降了呢？这其中有很多你不曾关注的问题，比如影响我们体质变化的四大要素：遗传、年龄、生活环境、身体素质。这四项要素，每一项都可能会影响你体质走向，进而影响身体健康。

我们总是说体质是健康的直接源头，好的体质可让我们身体更健康，不易生毛病，而不好的体质自然就更容易生病。正如《黄帝内经》所说："勇者，气行则已，怯者，则着而为病。"其中的"勇"即体质强壮，而"怯"则为体质虚弱。由此可见，一个人的体质因素与自身的健康及其演变过程有着非常直接的关系。那么，我们每个人不同的体质又是如何形成的呢？这可以从下面这几个影响我们体质的重要元素中窥得。

首先要说的就是遗传。因为每个人都不是单纯的个体，他的先天禀赋来自于父母。《黄帝内经》这样形容我们的先天："以母为基，以父为楯。"所以我们的身体体质必定有着来自父母的遗传，因而在此可称它为先天禀赋。我们遗传了父母的基因，遗传了他们的生命活力，就不可能不顺带将他们身体内不好的问题也或多或少地带到自己的身上来，所谓"两神相搏，合而成形"。这话告诉我们这一事实：我们不过是父母的合成体而已，非他即她。父母体质的强弱、长短、胖瘦、肤色甚至是性格、情志，都是影响我们自身条件不可避免的选择条件，而其中就会有好有坏。另外，中医说："禀气渥则其体强，体强则命长；气薄则体弱，体弱则命短，命短则多病短寿。"所以，我们禀赋的盈弱当然就会在很大程度上决定我们的体质，这叫作先天因素的关键性基础，无可避免。

其次，体质也来自于年龄的不断变化。每个人都是从婴儿开始逐步长大成人，再慢慢老去的，我们的体质都是在各种变化当中不断变化着的。所以，没有人一生都停留在一个年龄段里，也没有谁一生的体质都保持一个现状。《黄帝内经》将人的五脏六腑所主之精气与人的年龄做直接关联，它认为小孩子时期为"纯阳之体"，这时人的精气虽足，但又不充分，所以"脏腑娇嫩，形气未充，易虚易实，易寒易热"。但进入青春期之后，我们的体质则逐渐而成，对一些病症也随之有了自我修复与抵抗能力，这种情况一直持续到中年时段，体质都是非常强大的、精气充足的。进入50之后，人的体质开始走下坡路，因为这时的男女开始分别进入到更年期，其"天癸渐竭，精血衰减"，体质自然也就越来越不好了。所以说，体质的强弱与年龄脱不开关系。

再次就是地理生长环境，这也是一个不容人去选择或者说类似于先天遗传的因素。世界之大，地理分布各有不同，都有可能影响一个人的体质形成。《黄帝内经》就曾根据不同地方的水土性质、生活条件还有气候做过详细的研究，它认为世界之大可被分为东、西、南、北、中 5 个地区，而这 5 个地区的人在体质上各有所不同。我们经常说北方人壮实、高大，腠理致密；南方人则体形相对弱小一些，腠理相对疏松，这都是气候与饮食习惯的共同作用带给他们的。气候决定人的体质，中医多认同"人禀天地之气以生，故其气体随地不同"的说法。

最后，则是日常生活因素对体质造成的影响。日常生活无非是吃喝拉撒睡之类，但我们要明白，每个人都有自己的生活，谁和谁的都不一样，谁家和谁家的也不同。有的人爱吃辣，辛辣易化火灼津，因此这类人多为阴虚火旺体质。而有的人爱吃甜，甘味能助湿生痰，如此就容易形成痰湿体质。依此类推，每个口味不同的人，体质都必定受到其自身口味因素的影响。同时，我们睡卧起居又各不相同，有的人习惯早起，有的人爱熬夜，有的人喜欢偷懒，有的人偏好劳动。但养生告诉我们凡事"勿使过度"，所以太过勤劳的人易出现"劳则气耗"的情况；而经常不愿动的人又会气血不畅，筋肉松弛，脾胃功能不良。就如同《黄帝内经》中所讲："王公大人，血食之君，身体柔脆，肌肉软弱。"我们的一举手一投足都会对自己的体质形成影响，凡事应该饮食得当，劳逸结合，才会让体质平和。

除了以上我们所说的几大要素之外，还有其他很多方面会影响到我们体质的改变及生成，比如一个人的情志，又比如外在的病理治疗、男女之间不同的性别等。可以说，人之体质虽来自于先天遗传，但后天势必制约它的变化。也正是这先天与后天的共同作用，我们才有了不同的体质之分。

养生保健，不能忽视养"气"

人的生存少不了一个"气"字，它关系着我们的一举一动，只有"气"足了，人才能活得出彩。所以，养生之本还在于人体之元气、精气、真气以及脾胃之气等各种气的滋养。这些"气"都养足了，一个人自然也就精神奕奕了。

平时，我们夸一个人身体好总是这样形容：有底气、气色好、有精气神儿。而这些词中的"气"字又是什么意思呢？如果让大家来具体解释一下，恐怕还真有些麻烦，因为这个"气"不等同于空气，它更多的是穿梭于我们身体经络之中的那股生命活力。可以说这个"气"看不到，摸不着，它很抽象但却至关重要。有人曾做了一个调查：纵观《黄帝内经》全书，全篇光是"气"这个字就出现了 3 000 多次，这足以看出"气"对于人的重要性。不但如此，气还被赋予了呼吸吐纳、水谷代谢、营养输布、血液运行、抵御外邪、津流濡润等重要的作用。这也就是说，一个人想要健康，想要长寿，想要有精力，这个"气"

是绝对不可少的。这同时还告诉我们，一个人想养生必要先养"气"，"气"充足，才是养生第一大道。

下面，我们就来看一看，养生过程中，都有哪些"气"要养、可养。

第一，元气。这是我们每个人都不可脱离的生命状态，元气等同于气血，它调节着脏腑阴阳之气的运行，掌控着人们情志心绪的基调。《黄帝内经》说："春夏养阳，秋冬养阴。"。这样做，就是为了集聚人体之元气，让生命充满活力。有元气在，我们不但可以抵御外邪，还能护卫肌表。所谓"正气足，而邪气不可入"，其中所说的正气，即为身体之内的元气。所以，想要养生，要做的第一步就是把守住自身的元气。

第二，精气。我们都知道，肾为人的先天之本，而肾精则是关乎一个人生长、衰老、死亡的根本所在。《黄帝内经》有记："夫精者，身之本也。"如果我们连身体的本钱都没有了，那么还谈何养生呢？因此，精气的强弱与一个人的体质直接相关，不管男人还是女人，都应该注重保持身体之精气。《黄帝内经》最不提倡的就是男女在性生活上过度放纵，因为"醉以入房，以欲竭其精……故半百而衰也"。如果一味纵欲，那人就会很快衰老，身体就会失去平衡，自然与养生也就失之交臂了。

第三，真气。《黄帝内经》说过："真气稽留，邪气居之地。"这意思就是，人体只有真气通畅运行，那才不会给疾病留下机会。这所谓的真气，就是人体之经气，因为《素问》中这样解释："真气者，经气也。"它是我们生命的能量之源，只有保持全身的真气，才能有效抵抗疾病的到访，"真气得安，邪气乃亡"，说的也正是这个道理。真气养护可静可动，有以呼吸调节的方式，也有靠运动来促进的方式。想要养生，就得自己去寻找最适合自己的，并能有效保持真气存在的方法。

255

除去人体所必需的元气与精气、真气之外，我们的五脏也存在着要养之"气"，那就是脾胃之气。为什么要养脾胃之气？我们说过，"气"有水谷代谢之功能，而脾胃又是我们生化气血的重要器官。脾胃生化气血是通过对每日所食水谷的消化、吸收而来，如果想要有好的脾胃之气，就需要我们有好的脾脏与胃脏。所以养脾胃之气又有养脾胃之说，《黄帝内经》提示"饮食自倍，肠胃乃伤"。我们想要养好脾胃就是要规律饮食，让它保持良好健康的功能。这就是脾胃之气的正确养法。

我们都知道，情志与养生关系密切，正如《黄帝内经》所认为的那样，"静则神藏，躁则神亡"。我们应该保持一种自然的静气，人只有对静气运用得当，才不会滋生过多的怨气、怒气甚至是悲气、喜气等。因为"怒则气上，喜则气缓，悲则气消，恐则气下，惊则气乱，思则气结"，无论什么样的气过多、过盛，都是对养生不利的。想要养生，想要体内阴阳调和，那就得保持静气，让心气保持平和，让心情自然愉悦。

通常来说，我们养"气"的目的，就是在根本上让身体处于自然通畅、气机平和的氛围之中，从而保持身体健康，达到自然养生的状态。而养气，也是去躁、静心的一种非常理想的方式，与《黄帝内经》的顺应四时相合。可见，想要养生，想要益寿延年，养"气"是不可少的手段了。